Psychotherapie: Praxis

Die Reihe Psychotherapie: Praxis unterstützt Sie in Ihrer täglichen Arbeit – praxisorientiert, gut lesbar, mit klarem Konzept und auf dem neuesten wissenschaftlichen Stand.

Werner Gross

Wie gründe und führe ich eine Psychotherapeutische Praxis?

Praxisgründung: Von Planung, Standortwahl und Patienten- gewinnung bis Abrechnung

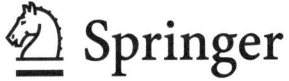 Springer

Werner Gross
Psychologische Praxis
Gelnhausen, Deutschland

ISSN 2570-3285 ISSN 2570-3293 (electronic)
Psychotherapie: Praxis
ISBN 978-3-662-72285-5 ISBN 978-3-662-72286-2 (eBook)
https://doi.org/10.1007/978-3-662-72286-2

Die Deutsche Nationalbibliothek verzeichnet diese Publikation in der Deutschen
Nationalbibliografie; detaillierte bibliografische Daten sind im Internet über https://
portal.dnb.de abrufbar.

Planung/Lektorat: Monika Radecki
Springer ist ein Imprint der eingetragenen Gesellschaft Springer-Verlag GmbH, DE
und ist ein Teil von Springer Nature.
Die Anschrift der Gesellschaft ist: Heidelberger Platz 3, 14197 Berlin, Germany

Wenn Sie dieses Produkt entsorgen, geben Sie das Papier bitte zum Recycling.

Vorwort: Die Erfüllung eines Traums

Da nicht wenige genau deswegen Psychologie oder Medizin studiert haben, ist die Gründung einer Psychotherapeutischen Praxis für viele Kolleginnen und Kollegen die Erfüllung eines Traums. Allerdings ist dieser Schritt nicht ganz einfach und er ist auch nicht ohne Risiken. Schließlich handelt es sich um eine grundsätzliche (Lebens-) Entscheidung, die nicht so einfach wieder rückgängig zu machen ist. Sie hat nämlich mit den Basisfragen zum Thema Berufstätigkeit zu tun: Will ich einen Großteil meiner Lebensarbeitszeit vor allem als Angestellter in einer Klinik, einer Beratungsstelle oder einem Wirtschaftsunternehmen verbringen oder eher als selbstständige, in freier Praxis niedergelassene Psychotherapeutin? Bin ich also ein guter Angestellter oder eher eine gute Selbstständige?

Bei diesem Buch handelt es sich um eine praktische Einführung in die Gründung einer Psychotherapeutischen

Praxis. Darin wird ein Überblick über juristische Voraussetzungen, realistische Chancen, Kosten und Risiken einer Praxisgründung gegeben. Es werden auch die wichtigsten Informationen zum aktuellen Rechtsrahmen, zur Approbation und Kassenzulassung vermittelt. Thematisiert wird auch die Rolle der Psychotherapeutenkammern und der Kassenärztlichen Vereinigungen (KVen). Es werden dabei unter anderem folgende Themen besprochen: Was sind die grundsätzlichen Voraussetzungen, um sich als Psychotherapeut niederlassen zu können? Was brauche ich, um eine Kassenzulassung zu bekommen? Darf ich mich überall niederlassen? Einzel- oder Gruppenpraxis? Gründungskosten einer Psychotherapiepraxis? Was kann ich mit meiner Psychotherapiepraxis verdienen? Es geht dabei auch um den konkreten Umgang mit der jeweils zuständigen regionalen KV und um das kassenärztliche Abrechnungssystem – aber auch darum, wie mit anderen Kostenträgern und Selbstzahlern abzurechnen ist.

Spricht man über Psychologische und Psychotherapeutische Praxen ganz allgemein, muss man zuerst unterscheiden, ob die Praxis vor allem (oder vollständig) im heilkundlichen Bereich (klinische Psychologie, Psychotherapie, Krankenbehandlung) tätig sein soll oder in den nichtklinischen Feldern der Psychologie (Rechtspsychologie, Verkehrspsychologie, Wirtschaftspsychologie etc.). Dazwischen gibt es noch den Bereich der semiklinischen Tätigkeitsfelder (z. B. Gesundheitspsychologie, Prävention, psychologische Lebensberatung, Ernährungspsychologie …) und weitere diverse Mischformen. Schließlich hat diese Entscheidung Auswirkungen auf vielen Ebenen – von der Standortwahl über die Niederlassungsfreiheit bis hin zur Frage, welche und wie viel Steuern ich zahlen muss (mehr dazu siehe mein Buch *Erfolgreich selbstständig*).

Zwar ist eine stetige Zunahme der nichtklinischen freien Praxen festzustellen, allerdings arbeiten die meisten Psychologischen Praxen immer noch in klinischen Tätigkeitsfeldern – vor allem im Bereich der Psychotherapie. Und da stellt sich zuallererst die Frage: Hat die Kollegin oder der Kollege eine Kassenzulassung oder arbeitet er/sie in einer Privatpraxis (mit Approbation oder Heilpraktikerzulassung)? (Mehr dazu siehe: Wie bekomme ich eine Kassenzulassung?)

In diesem Buch soll der Schwerpunkt auf der Gründung einer Psychotherapeutischen Kassenpraxis liegen. Da sich aber auch immer mehr Kolleginnen und Kollegen in einer Privatpraxis niederlassen wollen, soll auch diesen der entsprechende Platz eingeräumt werden.

Selbstständig niedergelassene Psychotherapeuten (PTs) mit einer Kassenzulassung sind durch ihre Ausbildung in einem Richtlinienverfahren meist sehr gut fachlich (theoretisch und praktisch) ausgebildet. Gleichgültig ob sie als Psychologische Psychotherapeuten (PPs) oder als Kinder- und Jugendlichenpsychotherapeuten (KJPs) arbeiten, sind sie aber eher selten angemessen vorbereitet auf die unternehmerische Seite ihrer Tätigkeit. Im Gegensatz zu anderen freien Berufen wie Ärzten, Rechtsanwälten, Apothekern, Architekten und Wirtschaftsprüfern ist die Unwissenheit der meisten PTs mit Arztregistereintrag und Kassenzulassung auf dem Feld der betriebswirtschaftlichen Selbstständigkeit immer noch ziemlich groß – vor allem, wenn es um Kapital, Kalkulationen, Konkurrenz und (Praxis-)Konzepte geht. Der Tenor ist hier eher: Learning by Doing.

Denn mehr schlecht als recht überlassen viele PTs dieses Thema nur allzu gern ihrem Steuerberater, statt selbst das Heft in die Hand zu nehmen und sich einen Überblick über ihr „Unternehmen Psychotherapiepraxis" zu verschaffen.

Der Hintergrund ist nicht selten Arbeitsüberlastung: Selbstständige im deutschen Gesundheitssystem sind nämlich an mehreren Fronten gleichzeitig gefordert – einerseits die konkrete tägliche Arbeit mit Patienten, Klienten und Ratsuchenden, andererseits der Kampf mit Krankenkassen, Kassenärztlichen Vereinigungen und Kammern; einerseits die Akquise neuer Klienten, andererseits der regelmäßige Blick auf den Kontostand. Wenn Psychotherapiepraxen in Konkurs gehen (was bislang glücklicherweise eher selten geschieht), passiert das meist nicht deshalb, weil sie schlechte psychotherapeutische Arbeit leisten, sondern weil sie nicht rechnen (können).

Um diese Situation langfristig zu bessern, dafür ist dieses Buch geschrieben. Natürlich ist gerade auf dem Gesundheitsmarkt in diesen turbulenten Zeiten, in denen sich mitunter monatlich etwas ändert, so ein Buch "Work in Progress", beschreibt also den gerade aktuellen Zustand. Manches ist vielleicht schon bald wieder veränderungswürdig.

Wenn Sie Anregungen, Ergänzungswünsche und/oder sonstige (auch kritische) Rückmeldungen haben, zögern Sie nicht, mir zu schreiben (pfo-mail@t-online.de) oder schauen Sie auf meine Homepage (http://wernergross. org).

Gelnhausen   Werner Gross
im Winter 2025/2026

Inhaltsverzeichnis

Einleitung

Dieses Buch ist eine praktische Einführung in die Gründung einer Psychotherapeutischen Praxis. Es gibt einen Überblick über juristische Voraussetzungen, realistische Chancen, Kosten und Risiken einer Praxisgründung sowie über Praxismarketing und Patientenakquisition. Konkret geht es um folgende Themen:

- Voraussetzungen, um sich als Psychotherapeut niederzulassen
- Wie bekomme ich eine Kassenzulassung?
- Was kostet die Gründung einer Psychotherapiepraxis?
- Wie viel kann ich als Psychotherapeut verdienen?
- Standort: Darf ich mich überall niederlassen?
- Einzelpraxis oder Gruppenpraxis: Was ist besser?
- Corporate Identity: Profil meiner Praxis
- Wie darf ich mich bekannt machen (werben)?
- Versicherungen und Steuern
- U. a.

Dabei werden auch die wichtigsten Informationen zum aktuellen Rechtsrahmen, zur Approbation und Kassenzulassung vermittelt, ebenso, welche Einschränkungen durch das Berufs- und Sozialrecht beachtet werden müssen und was die Sozialgesetzbücher (SGBs) für die konkrete psychotherapeutische Arbeit bedeuten.

Thematisiert wird auch die Rolle der Psychotherapeutenkammern und der Kassenärztlichen Vereinigungen (KVen). Es geht dabei auch um den konkreten Umgang mit der jeweils zuständigen regionalen KV und um das kassenärztliche Abrechnungssystem. Daneben wird auch erklärt, wie mit anderen Kostenträgern und mit Selbstzahlern abzurechnen ist.

Über den Autor

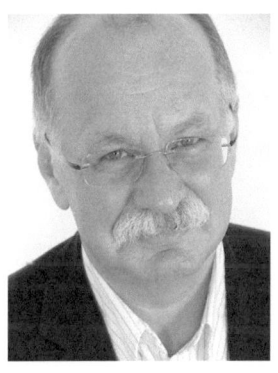

Werner Gross Dipl.-Psych. Werner Gross ist Psychologischer Psychotherapeut, Supervisor, Coach, Dozent und Lehrtherapeut, Unternehmensberater sowie Buchautor. Er leitet seit vielen Jahren eine Psychologische Praxis in Gelnhausen und führt seit über 30 Jahren Existenzgründungsseminare für Psychotherapeuten durch. Er ist

Lehrbeauftragter an verschiedenen Universitäten und Psychotherapieausbildungsinstituten. Mehrere Buchveröffentlichungen: *Erfolgreich selbstständig, Smart Career, Aber nicht um jeden Preis – Karriere und Lebensglück, Meinetwegen – nenn es Gott,* u. a.[1]

---

[1] *In diesem Buch verwende ich aus Gründen der besseren Lesbarkeit hauptsächlich das generische Maskulinum. Natürlich sind damit alle Menschen jeglicher Geschlechtsidentität gemeint.*

1

Rechtliche Rahmenbedingungen der Psychotherapeutischen Praxis

Inhaltsverzeichnis

© Der/die Autor(en), exklusiv lizenziert an Springer-Verlag
GmbH, DE, ein Teil von Springer Nature 2026
W. Gross, *Wie gründe und führe ich eine
Psychotherapeutische Praxis?*, Psychotherapie: Praxis,
https://doi.org/10.1007/978-3-662-72286-2_1

In diesem Kapitel geht es um den rechtlichen Rahmen, innerhalb dessen Psychotherapeutische Praxen tätig sind. Als Psychotherapeuten sind wir kein Gewerbe, sondern gehören zu den privilegierteren, heilkundlichen freien Berufen. Es geht außerdem in diesem Abschnitt um verschiedene berufsrechtliche Aspekte, also um Themen wie Psychotherapeutengesetz, Psychotherapierichtlinien, Psychotherapievereinbarungen und Psychotherapeutenkammern. Zudem wird unser Sozialsystem beschrieben, außerdem was die Kassenärztlichen Vereinigungen (KVen) sind, welche Aufgaben sie haben und für was die Bedarfsplanung wichtig ist.

Als Psychotherapeut – egal ob mit Kassenzulassung oder ohne – bewegt man sich natürlich nicht in einem rechtsfreien Raum, sondern es gibt eine Reihe von rechtlichen Rahmenbedingungen, denen wir als PTs unterliegen. Man ist als Psychotherapeut schließlich kein Gewerbetreibender, sondern – ähnlich wie Ärzte, Rechtsanwälte, Steuerberater, Apotheker, Journalisten, Unternehmensberater, Architekten etc. – ein freier Beruf. Das heißt, man übt eine „Dienstleistung höherer Art" aus.

Freie Berufe
Freie Berufe haben eine spezielle Ausbildung und Sachkunde und ein klar umschriebenes Berufsethos, das sich durch folgende Charakteristika auszeichnet: Professionalität, Gemeinwohlverpflichtung, Selbstkontrolle und Eigenverantwortlichkeit (https://www.freie-berufe-hamburg.de/freie-berufe/was-sind-freie-berufe) (11.9.2025).

Die etwa 1,5 Mio. Freiberufler sind in Deutschland eine regelrechte Wirtschaftsmacht, denn sie erwirtschaften ca. 10 % des Bruttoinlandprodukts, 29 % davon sind in freien Heilberufen tätig.

Als freier Beruf erbringt man seine Leistungen zumeist persönlich und hat ein besonderes Vertrauensverhältnis zu seinen Klienten oder Patienten. Außerdem hat man als Freiberufler eine besondere Verantwortung der Allgemeinheit gegenüber. Zum Beispiel darf man nicht nur die Gewinnoptimierung im Blick haben, ist dafür in weiten Bereichen der Tätigkeit steuerlich privilegiert (z. B. von der Mehrwertsteuer im heilkundlichen Bereich befreit) und unterliegt auch nicht der Gewerbesteuerpflicht.

1.1 Berufsrechtliche Aspekte

Dafür muss – gerade im heilkundlichen Bereich – eine Fachkompetenz nachgewiesen werden (z. B. durch eine angemessene Berufsausbildung und eine Fortbildungsverpflichtung). Im Kontakt mit dem Patienten/Klienten hat man eine **Aufklärungspflicht,** eine **Aufzeichnungs-** und **Dokumentationspflicht.** Man unterliegt der **Schweigepflicht** (§ 203 StGB). Daneben sind die **Sozialgesetzbücher (SGBs) 5, 7, 8, 9 und 12** – je nach Arbeitsschwerpunkt – von großer Bedeutung (siehe unten).

1.1.1 Psychotherapeutengesetz (PsychThG)

Zentral für PTs ist natürlich das **Psychotherapeutengesetz.** In seiner 2019/2020 reformierten Form (siehe PsychThG Psychotherapeutengesetz) (11.9.2025) regelt das Psychotherapeutengesetz, wie man zukünftig Psychotherapeut werden kann:

- Nach einem dreijährigen **Bachelorgrundstudium,**
- einem darauffolgenden, zweijährigen **Masterstudiengang**

- und einer **Staatsprüfung** bekommen die Absolventen direkt ihre Approbation.
- Die **Approbation**, die schon zur Behandlung von Patienten im Rahmen der **darauffolgenden Weiterbildung** berechtigt, hat das Ziel, sich in einer Methode vertieft auszubilden (Fachkunde).

Ein Großteil der derzeitigen Ausbildungskandidaten wird allerdings bis zum Ende der Übergangsfrist im Jahr 2032 noch nach den Regelungen des alten Psychotherapeutengesetzes ihre Ausbildung abschließen und tätig werden. https://www.brd.nrw.de/document/20160720_2_24_LPA_Psychotherapie_Rechtsgrundlagen_PsychThG_altes_Recht.pdf (11.9.2025).

Neben dem Psychotherapeutengesetz regeln auch die **Psychotherapierichtlinien** und die **Psychotherapievereinbarungen** die ambulante psychotherapeutische Arbeit und die Abrechnung mit gesetzlich versicherten Patienten.

1.1.2 Psychotherapierichtlinien

Die Psychotherapierichtlinien legen als Rechtsvorschrift des Gemeinsamen Bundesausschusses (G-BA) die Rahmenbedingungen für die psychotherapeutische Versorgung im Rahmen der gesetzlichen Krankenversicherung (GKV) fest. Darin sind die Indikationen für Psychotherapie zu finden (Bei welchen Krankheitsbildern und wann kann Psychotherapie im Rahmen der GKV durchgeführt werden?). Es werden auch die Anforderungen an die PTs beschrieben. Im Einzelnen gehören dazu:

- Indikationen für eine Psychotherapie (z. B. psychische Störungen, für die eine Therapie zulässig ist)

- Anforderungen an Psychotherapeuten (z. B. Qualifikationen, Weiterbildungen)
- Ablauf und Struktur einer Psychotherapie (z. B. probatorische Sitzungen, Antragsverfahren)
- Genehmigungspflichten (z. B. welche Therapieverfahren erst nach Genehmigung der Krankenkasse starten dürfen)
- Besondere Regelungen (z. B. Akutbehandlung, Gruppentherapie, Sprechstunden)

Diese Richtlinien sind für alle psychotherapeutischen Leistungserbringer in der GKV verbindlich und bestimmen maßgeblich, welche Kosten für psychotherapeutische Leistungen von der gesetzlichen Krankenkasse übernommen werden.

1.1.3 Psychotherapievereinbarungen

Die **Psychotherapievereinbarungen** sind vertragliche Regelungen zwischen der Kassenärztlichen Bundesvereinigung (KBV) und den gesetzlichen Krankenkassen. Sie konkretisieren die Vorgaben der Psychotherapierichtlinien und enthalten:

- Abrechnungsmodalitäten für Psychotherapie (z. B. Honorare, Ziffern im EBM-Katalog)
- Dokumentationspflichten für Psychotherapeuten
- Regelungen zur Qualitätssicherung (z. B. Supervision, Evaluation)
- Technische und organisatorische Vorgaben für die Abrechnung mit den Krankenkassen

Während die Psychotherapierichtlinien den **inhaltlichen Rahmen** für die psychotherapeutische Versorgung setzen, regeln die Psychotherapievereinbarungen die **praktische Umsetzung und Abrechnung**.

Da die Deutschen gut darin sind, für alles Mögliche Gesetze, Vorschriften und Regelwerke zu erlassen, sind neben Psychotherapeutengesetz, Psychotherapierichtlinien und Psychotherapievereinbarungen auch noch diverse neuere Gesetze relevant – wie das GKV-Versorgungsstrukturgesetz, das Gesetz zur Weiterentwicklung der Gesundheitsversorgung, das Vertragsarztrechtsänderungsgesetz, das GKV-Finanzierungsgesetz, Gesundheitssystemmodernisierungsgesetz, das GKV-Versorgungsstärkungsgesetz etc.

1.1.4 Berufsordnung(en)

Jede Landespsychotherapeutenkammer hat ihre eigene Berufsordnung. Dabei unterscheiden sich die Berufsordnungen nur geringfügig. Den Rahmen dazu bildet die Musterberufsordnung (MBO) der Bundespsychotherapeutenkammer (BPtK). Hier sind die wichtigsten Themenbereiche, die darin zu finden sind:

- Grundsätze der Berufsausübung (z. B. Gewissenhaftigkeit)
- Werbung (Ge- und Verbote)
- Qualitätsmanagement (QM) und Fortbildungsverpflichtung
- Verhaltensgrundsätze im Umgang mit Patienten (ethische Grundsätze, Aufklärungs- und Schweigepflicht, Dokumentation, Aufbewahrung etc.)
- Vorschriften über Räumlichkeiten, Vertretungen, Anstellungsverhältnisse, Jobsharing …
- Verpflichtung zur kollegialen Zusammenarbeit etc.

1.1.5 Psychotherapeutenkammer: Die unsichtbare Hand

Psychotherapeutenkammern sind Körperschaften des öffentlichen Rechts (KdöR) und damit gemeinnützig. Sie sind auf Bundeslandebene organisiert und sind die Selbstverwaltungsorgane der Psychotherapeuten für Erwachsene (PTs) und der Kinder- und Jugendlichenpsychotherapeuten (KJPs).

Es gibt auf Länderebene insgesamt zwölf Psychotherapeutenkammern (inklusive der Ostdeutschen Psychotherapeutenkammer (OPK), die Brandenburg, Sachsen, Sachsen-Anhalt, Thüringen und Mecklenburg-Vorpommern gemeinsam vertritt). In Berlin bilden diese als Arbeitsgemeinschaft die Bundespsychotherapeutenkammer (BPtK) Startseite – BPtK. (11.9.2025).

Die Bundespsychotherapeutenkammer vertritt derzeit 64.000 Psychotherapeutinnen und Psychotherapeuten (2025). Die BPtK ist politisch zwar sehr wichtig, ist aber keine Körperschaft öffentlichen Rechts, sondern nur ein (nicht rechtsfähiger) Verein.

Alle approbierten Psychotherapeuten (mit oder ohne Kassenzulassung) sind Pflichtmitglieder in ihrer **Landespsychotherapeutenkammer**.

Aufgaben der PT-Kammern sind zum Beispiel:

- Überwachung der Berufstätigkeit und Einhaltung der Berufspflichten (durch Herausgabe einer **Berufsordnung**)
- Förderung der beruflichen Fort- und Weiterbildung (durch Herausgabe von **Weiterbildungsordnungen**)
- Wahrnehmung der **Berufsgerichtsbarkeit**
- etc.

Die Rechtsaufsicht über die Psychotherapeutenkammer liegt beim jeweiligen Landesgesundheitsministerium.

Dass es Psychotherapeutenkammern überhaupt gibt, ist im Grunde ein Kompliment des Staats an die Berufsgruppe der Psychotherapeuten. Es bedeutet nämlich, dass der Staat implizit sagt: Ihr seid als Berufsgruppe so gut organisiert, dass ihr bestimmte Dinge (ohne direkten Eingriff des Staates) selbst regeln könnt (z. B. Berufsgerichtsbarkeit, Berufsordnung, Qualitätssicherung).

Psychotherapeutenkammern sind in vielen Bereichen so etwas wie eine „unsichtbare Hand", das heißt, man merkt die Bedeutung der Kammer und ihre Arbeit eher indirekt. Sichtbar für Mitglieder wird die Kammer (neben den jährlichen Forderungen des Mitgliedsbeitrags) dadurch, dass sie **Berufsverzeichnisse** führt (in die man sich direkt nach der Praxisgründung eintragen lassen kann). Außerdem ist die Kammer auch für die **Qualitätssicherung** zuständig, kontrolliert die Ausbildung von Hilfspersonal (Psychologisch-technische Assistenten, PTAs) und kooperiert mit den beruflichen **Versorgungswerken** für Psychotherapeuten.

Die Jahresbeiträge der einzelnen Landeskammern können sich stark unterscheiden. Deshalb lohnt vor der Praxisgründung ein früher Blick auf die Internetseite der jeweils zuständigen Kammer. Hier die wichtigsten Links (alle 11.9.2025): Baden-Württemberg: Aktuelle Informationen | LPK BW, Bayern: Startseite | PTK Bayern, Berlin: Psychotherapeutenkammer Berlin, Bremen: PK HB – Psychotherapeutenkammer Bremen, Hamburg: Psychotherapeutenkammer Hamburg – Hamburgische Kammer der Psychologischen Psychotherapeutinnen und Psychotherapeuten und Kinder- und Jugendlichenpsychotherapeuten und -psychotherapeutinnen, Hessen: Psychotherapeutenkammer Hessen – Psychotherapeutenkammer Hessen, Ostdeutschland: OPK • Ostdeutsche Psychotherapeutenkammer, Niedersachsen: PKN – Psychotherapeutenkammer

Niedersachsen, NRW: Psychotherapeutenkammer Nordrhein-Westfalen: Rheinland-Pfalz: LPK RLP: Home, Saarland: Startseite – Psychotherapeutenkammer des Saarlandes,
Schleswig–Holstein: PKSH – Psychotherapeutenkammer
Schleswig–Holstein .

1.2   Sozialrechtliche Aspekte

Wir haben in der Bundesrepublik Deutschland zwar ein
sehr ausdifferenziertes Gesundheitssystem, bei dem die
psychotherapeutische Versorgung der Bevölkerung bisher
nicht die allererste Priorität gespielt hat, aber in den letzten Jahren hat die Psychotherapie im Gesundheitssystem
stetig an Bedeutung gewonnen.

Was man dabei nicht vergessen darf: Es gibt – weltweit
gesehen – kein einziges Land, in dem Ausbildungskandidaten für Psychotherapie während ihrer Ausbildung Psychotherapie mit Patienten direkt auf Kosten der Krankenkassen durchführen können. So gesehen kann man sagen:
Deutsche Psychotherapeuten in Ausbildung jammern auf
ziemlich hohem Niveau.

1.2.1 Sozialsystem

Die Finanzierung unseres sozialen Netzes fußt auf drei
Säulen:

1) **Versicherung** – Finanzierung durch Versicherungsbei-
   träge der einzelnen Mitglieder
2) **Versorgung** – Finanzierung aus Steuermitteln (z. B.
   Kinder- und Wohngeld)
3) **Fürsorge** – subsidiär aus Steuermitteln (z. B. Sozialhilfe)

In der ambulanten Psychotherapie ist vor allem der erste Bereich (Versicherung) von Relevanz (obwohl in Grenzen auch – z. B. bei der Sozialhilfe – der dritte Bereich relevant sein kann).

Die Regeln dazu sind – gerade für kassenzugelassene Psychotherapeuten – in den Sozialgesetzbüchern (SGBs) festgelegt. Es gibt insgesamt zwölf Sozialgesetzbücher. Für den Bereich ambulante Psychotherapie am wichtigsten sind vor allem folgende Gesetzbücher (alle Links 11.9.2025): SBG 5: Krankenversicherung, Link zum SGB V (Gesetzliche Krankenversicherung); SGB 7: Unfallversicherung, Link zum SGB VII (Gesetzliche Unfallversicherung); SGB 8: Kinder- und Jugendhilfe, Link zum SGB VIII (Kinder- und Jugendhilfe); SGB 9: Behinderte, Link zum SGB IX (Rehabilitation und Teilhabe behinderter Menschen); SGB 12: Sozialhilfe, Link zum SGB XII (Sozialhilfe).

1.2.2 Kassenärztliche Vereinigung (KV)

Es gibt in Deutschland insgesamt 17 Kassenärztliche Vereinigungen (KVen) – in jedem Bundesland eine Landes-KV, außer in Nordrhein-Westfalen – dort existieren zwei: die KV-Nordrhein und die KV-Westfalen-Lippe.

Diese (Landes-)KVen sind – wie die Psychotherapeuten- und Ärztekammern – Körperschaften des öffentlichen Rechts (KdöR) und sie haben gesetzlich festgelegte Aufgabenbereiche. Ihre Aufgaben und Ziele sind die Funktionsfähigkeit der ambulanten medizinischen (und psychotherapeutischen) Versorgung zu gewährleisten und zu garantieren.

Konkret: Es soll für alle behandelbaren Erkrankungen eine ausreichende Zahl von qualifizierten Behandlern (Ärzte, Psychotherapeuten) geben.

Mitgliedschaft, Vertreterversammlung und Gremien

Alle kassenzugelassenen Ärzte und Psychotherapeuten sind KV-Mitglieder. Die KV-Vertreterversammlung wird von den KV-Mitgliedern gewählt und ist so etwas wie das Parlament der KV und damit das höchste Entscheidungsgremium der einzelnen Landes-KVen. Jede Vertreterversammlung wählt einen Vorstand. Die Amtsdauer – sowohl von Vertreterversammlung wie auch von Vorstand – beträgt sechs Jahre. Außerdem gibt es eine ganze Reihe von KV-Gremien, die gerade für Bewerber um einen KV-Sitz wichtig sind: beratender Fachausschuss für Psychotherapie, Zulassungsausschuss, Prüfungsausschuss etc.

Drei Aufträge

Zusammengefasst kann man sagen, dass die KVen drei generelle Aufgaben haben:

1. **Sicherstellungsauftrag:** Die Versorgung der gesetzlich Versicherten in Deutschland soll ausreichend und zweckmäßig sein und die einzelne Praxis muss „Strukturqualität" haben, d. h., das Angebot soll auch langfristig und überdauernd sein.
2. **Gewährleistungsauftrag:** Die Versorgung der Bevölkerung soll zweckmäßig durchgeführt werden. Sie soll wirtschaftlich sein und die Abrechnung soll ebenso ordnungsgemäß wie nachvollziehbar sein.
3. **Interessenwahrnehmung:** Die KV soll die Interessen ihrer Mitglieder gegenüber Kostenträgern (v. a. Krankenkassen), Wirtschaft und Politik vertreten, zur wirtschaftlichen Existenzsicherung ihrer Mitglieder beitragen und die Weiterentwicklung des Gesundheitssystems vorantreiben.

Rechte und Pflichten

Als KV-Mitglied hat man ein aktives und ein passives **Wahlrecht**. Natürlich hat man das **Recht auf die Behandlung von Versicherten** – und damit auch auf die Teilnahme an der **Honorarverteilung**.

Demgegenüber stehen bestimmte Pflichten:

- **Präsenzpflicht:** bei vollem KV-Sitz mindestens (durchschnittlich) 20 h Sprechstundenzeit pro Woche, davon mindestens 13 PT-Sitzungen (§ 24 ZV)
- Pflicht zur **persönlichen Leistungserbringung** (der Haupttätigkeit Psychotherapie)
- **Dokumentationspflicht**
- **Aufbewahrungspflicht**
- Residenzpflicht (seit 2010 nicht mehr gültig)

Ebenen der KV

Weil die **Landes-KVen** Körperschaften öffentlichen Rechts (KdöR) sind, kann man sie auch als halbstaatliche Einrichtungen bezeichnen. Alles was mit Zulassung und rechtlichen Fragen zu tun hat, läuft also direkt über die jeweilige Landes-KV. Unterhalb der Ebene der Landes-KVen gibt es die regionalen **Bezirksstellen** und wiederum darunter dann die einzelnen **Planungsbereiche**.

Es ist wichtig, diese Struktur zu verstehen, denn wenn Sie einen KV-**Versorgungsauftrag** (so heißt die KV-Zulassung offiziell) bekommen, dann haben Sie die Zulassung ausschließlich für diesen Planungsbereich. Konkret heißt das, dass Sie Ihre Zulassung nicht in einen anderen Planungsbereich (oder gar in den Zuständigkeitsbereich einer anderen KV) mitnehmen können. Sogar wenn Sie innerhalb des Planungsbereichs umziehen wollen, muss das die KV genehmigen.

Die 17 Landes-KVen bilden zusammen als Dachverband die Bundes-KV (Sitz: Berlin). Die **Kassenärztliche**

Bundesvereinigung (KBV) ist politisch sehr wichtig. Sie vertritt bundesweit derzeit mehr als 189.000 Ärzte und Psychotherapeuten (https://www.kbv.de/die-kbv, 11.9.2025).

1.2.3 Bedarfsplanung

Um zu verstehen, wie unser Gesundheitssystem funktioniert, ist es wichtig, den Begriff **Bedarfsplanung** zu kennen und zu wissen, was er bedeutet.

Kurz gesagt soll die Bedarfsplanung der Sicherstellung der vertragsärztlichen und vertragspsychotherapeutischen Versorgung dienen.

Die Bedarfsplanung ist das wichtigste (und sehr komplexe) Instrument, mit dem geregelt wird, wie viele Psychotherapeuten in einer bestimmten Region zugelassen werden, um eine flächendeckende, angemessene und möglichst gleichmäßige Versorgung mit Psychotherapie zu gewährleisten. Ziel ist dabei, landesweit eine gerechte Verteilung der Psychotherapie herzustellen und zu gewährleisten, damit Patienten überall einen angemessenen Zugang zur psychotherapeutischen Versorgung haben – ohne dass eine Unter- oder Überversorgung entsteht.

Es handelt sich bei der Bedarfsplanung um ein Raumgliederungsmodell, wonach die BRD aufgeteilt wird in ca. 400 Planungsbezirke, die in verschiedene Regionstypen unterteilt werden. Danach wird dann nach bestimmten Kriterien bestimmt, wo Psychotherapeuten noch zugelassen werden und welche Planungsbereiche gesperrt werden.

In der sogenannten Bedarfsplanungsrichtlinie wird also ein bundeseinheitlicher Rahmen für die Bedarfsplanung der psychotherapeutischen Versorgung definiert. Es geht darin um

- die regionale Demografie,
- die regionale Morbidität,
- sozioökonomische Faktoren,
- infrastrukturelle Besonderheiten,
- die Verhältniszahlen (Anzahl Einwohner pro Arzt/PT),
- die räumlichen Planungsbereiche,
- die Feststellung eines über- oder unterdurchschnittlichen Versorgungsniveaus.

Der Bedarfsplan ist das zentrale Instrument der Bedarfsplanung in der einzelnen KV-Region. Er dokumentiert und analysiert den aktuellen Stand der Versorgung und leitet daraus – falls erforderlich – konkrete Maßnahmen ab.

Konkret heißt das: Durch die Bedarfsplanung sollen die KVen also für alle behandelbaren Erkrankungen eine ausreichende Zahl von qualifizierten medizinischen und psychotherapeutischen Behandlern zulassen. Soweit die Theorie.

Jeder, der in diesem Bereich tätig ist, weiß, dass das für den Bereich Psychotherapie überhaupt nicht der Realität entspricht, weil es in vielen Regionen eine ziemlich massive psychotherapeutische Unterversorgung gibt. Heißt konkret: Es gibt eine **große Diskrepanz zwischen der theoretischen Bedarfsplanung und dem realen Bedarf an Psychotherapie**.

Wer sich intensiver mit dem hochkomplexen Thema Bedarfsplanung auseinandersetzen möchte – hier ist der Link: https://www.g-ba.de/downloads/62-492-3808/BPL-RL_2025-02-20_iK-2025-05-08.pdf (11.9.2025).

2

Wie bekomme ich eine Kassenzulassung?

Inhaltsverzeichnis

In diesem Kapitel wird beschrieben, was die Voraussetzungen sind und was man braucht, um eine Kassenzulassung für Psychotherapie zu bekommen: Fachkundenachweis, Approbation, Eintrag im Psychotherapeutenregister. Außerdem müssen Sie ein polizeiliches Führungszeugnis und einen beruflichen Lebenslauf vorlegen. Daneben sind Sie verpflichtet zu erklären, dass Sie gesundheitlich in der Lage, sind eine ambulante Psychotherapeutische Praxis zu führen.

© Der/die Autor(en), exklusiv lizenziert an Springer-Verlag GmbH, DE, ein Teil von Springer Nature 2026
W. Gross, *Wie gründe und führe ich eine Psychotherapeutische Praxis?*, Psychotherapie: Praxis,
https://doi.org/10.1007/978-3-662-72286-2_2

Die meisten angehenden Psychotherapeuten träumen von einer Kassenzulassung. Denn mit einer Kassenzulassung – so glauben sie – wird alles einfach und leicht: Das Geld kommt von der Kassenärztlichen Vereinigung (KV) quasi automatisch – alles total easy. Akquise und Werbetrommeln sind nicht nötig, denn KV-Behandler müssen keine „Klinken putzen", weil die Patientinnen ihnen ohnehin die Bude einrennen. Mit einem Kassensitz – so glauben sie – haben sie eine „sichere Bank". Auch um Fragen der Corporate Identity, der Marktfähigkeit des eigenen Angebots muss man sich mit einer KV-Zulassung – so denken viele – keine Gedanken machen.

Ich empfehle, da etwas vorsichtiger zu sein – man weiß nie genau, wie lange es mit der derzeitigen Unterversorgung im Bereich Psychotherapie noch so weiter geht …

2.1 Sehnsuchtsziel: Kassenzulassung

Wenn Sie eine **Kassenzulassung** (offiziell: Versorgungsauftrag für Psychotherapie) haben wollen, gibt es bestimmte Bedingungen, die Sie erfüllen müssen:

1) Sie brauchen eine abgeschlossene Psychotherapieausbildung in einem Richtlinienverfahren (VT, PA, TF, ST) an einem anerkannten Ausbildungsinstitut **(Fachkundenachweis).**
2) Außerdem müssen Sie eine mündliche und eine schriftliche Approbationsprüfung in dem entsprechenden Richtlinienverfahren an dem jeweiligen Landesprüfungsamt Ihres Bundeslandes bestanden haben **(Approbation).**
3) Danach sollten Sie einen Antrag auf die Eintragung ins jeweilige **Psychotherapeutenregister** stellen.

Damit haben Sie alles, was Sie brauchen, um eine Kassenzulassung beantragen zu können.

- Dazu müssen Sie einen **schriftlichen Antrag** beim Zulassungsausschuss der KV des Landes stellen, in dem Sie eine Zulassung haben möchten.
- Sie müssen Ihren **Psychotherapeutenregistereintrag** (§ 95c SGB5) vorlegen.
- Daneben brauchen Sie ein **polizeiliches Führungszeugnis**.
- Sie müssen einen **Lebenslauf** erstellen und bestätigen, dass Sie sowohl psychisch wie auch physisch in der Lage sind, den Beruf angemessen auszuüben.
- Außerdem müssen Sie eine Erklärung über bestehende **Anstellungsverhältnisse** abgeben.

Sicher ist es so, dass eine KV-Zulassung eine gute Möglichkeit ist, sicher und gediegen seinen Berufsalltag zu gestalten und ein abgesichertes Leben zu führen. Über den Wolken des Psychotherapiemarkts scheint die Kassenzulassungsfreiheit grenzenlos.

2.2 „KV-Paradies"?

Der Volksmund sagt: „Manchmal ist es zu schön, um wahr zu sein. Aber meistens ist es zu wahr, um schön zu sein". Um etwas Wasser in den allzu süßen Wein der KV-Zulassung zu kippen: Für die Sicherheit als Quasi-Angestellter der Kassenärztlichen Vereinigungen zahlt man gar nicht selten mit dem Verlust von Freiheitsgraden.

Wer mal eine Weile in der Regelversorgung als Kassenpsychotherapeut gearbeitet hat (und wenn der anfängliche „KV-Honeymoon" erst mal vorbei ist), für den wird die

Einschätzung meist doch sehr viel nüchterner. Die Vorgaben der KV nehmen zu und engen ein: Vorschriften für Praxisöffnungszeiten, Abrechnungs-Hick-Hack, Technikprobleme mit IT und Konnektoren, Hygienevorschriften etc. Generell werden im KV-System die Pflichten und die Kontrollen höher. Wer schon mal eine KV-Prüfung hatte weiß, wovon ich rede.

Denn die Realität einer Kassenzulassung sieht ganz und gar nicht nur „paradiesisch" aus. Zwar ist die Sicherheit gegeben, dass man derzeit genügend Patienten hat (und man eher lernen muss, Patienten angemessen abzulehnen), man bekommt von der KV auch sicher sein Geld (was bei Privatpatienten und anderen nichtklinischen Tätigkeiten mitunter schon ein Kampf sein kann), allerdings sind die KV-Honorare ja nicht gerade üppig und hinken immer noch den Arzthonoraren hinterher. Und dann gibt es eine ganze Reihe Vorgaben, die Ihnen die KV für diese Sicherheit macht:

Angefangen damit, wie viele Stunden ich meine Praxis in der Woche offen haben muss und dass ich daneben kein anderes Beschäftigungsverhältnis eingehen darf (§ 20 Abs. 1 Ärztezulassungsverordnung), über das ungeliebte Qualitätsmanagement (siehe § 16 Musterberufsordnung der Bundespsychotherapeutenkammer) bis hin zu den dezidierten Dokumentations-, Datensicherheits- und Aufbewahrungspflichten (§ 9–10) und den Einsichtsrechten des Patienten in die Behandlungsdokumentation (§ 11). Deswegen gibt es immer mehr KV-Psychotherapeuten, die neben ihrer Kassenpraxis (sozusagen als zweites berufliches Standbein) noch andere freiberufliche Tätigkeiten ausüben.

Böse Zungen behaupten sogar, dass selbstständige Psychotherapeuten mit einer Kassenzulassung im deutschen Gesundheitssystem durch ihre Abhängigkeit von der Kassenärztlichen Vereinigung (KV) sogar in einem abhängigeren Zustand seien als regelrechte Angestellte. Die Angestellten wüssten wenigstens am Ende des Monats, was sie in dieser Zeit verdient hätten – denn das fänden sie auf ihrer monatlichen Gehaltsabrechnung. Wegen oszillierender Punktwerte wüsste das ein kassenzugelassener Selbstständiger (egal ob Psychotherapeut oder Arzt) erst zwei Quartale später. Hinzu kommt: Die KV-Behandler tragen (im Gegensatz zu den Angestellten) das Risiko für ihre Praxis ganz allein.

Nicht umsonst träumen deswegen auch immer mehr altgediente KV-Psychotherapeuten von dem freien Leben in einer Privatpraxis. Und auch immer mehr junge Kollegen haben sich inzwischen den Traum von der Kassenzulassung gänzlich abgeschminkt und planen von Anfang an eine Psychotherapeutische **Privat**praxis (mehr dazu siehe Abschn. 3.3).

2.3 Zukunft der KV und des KV-Systems

In Deutschland sind tradierte Institutionen zwar meistens ziemlich langlebig, aber wie es mit den Kassenärztlichen Vereinigungen und dem KV-System insgesamt weitergehen wird, ist noch lange nicht endgültig ausgemacht. Das hängt nämlich von grundsätzlichen großpolitischen Entscheidungen ab. Und damit dann auch von den Koalitionen einer zukünftigen Bundesregierung.

Was man sagen kann ist, dass es in fast allen Parteien KV-Befürworter und KV-Gegner gibt (außer in der FDP, die gern alles den Regeln des freien Markts überlassen würde). Welche Sichtweisen und Positionen sich in den Irrungen und Wirrrungen der Gesundheitspolitik durchsetzen werden, ist nur sehr begrenzt vorhersehbar.

Meiner Einschätzung nach wird es auch über 2030 hinaus weiter die KVen geben. Aber sie werden allmählich ihre zentrale Bedeutung verlieren, weil (gerade im Bereich der Psychotherapie) immer mehr einzelne Verbände mit den Krankenkassen Verträge schließen werden – an der KV vorbei.

3

Freie Privatpraxen

Inhaltsverzeichnis

In diesem Kapitel werden die Möglichkeiten besprochen, ohne eine Kassenzulassung psychotherapeutisch in einer freien Privatpraxis tätig zu werden. Es wird dabei unterschieden, ob jemand eine berufsrechtliche Zulassung (Approbation) hat oder nur eine Heilpraktikerzulassung (HPG). Was sind die Vorteile einer freien Psychotherapieprivatpraxis – und was sind die Nachteile? Außerdem wird der Begriff Niederlassungsfreiheit erklärt und was er für

© Der/die Autor(en), exklusiv lizenziert an Springer-Verlag
GmbH, DE, ein Teil von Springer Nature 2026
W. Gross, *Wie gründe und führe ich eine
Psychotherapeutische Praxis?*, Psychotherapie: Praxis,
https://doi.org/10.1007/978-3-662-72286-2_3

Privatpraxen bedeutet. Wichtig in diesem Kapitel ist außerdem, dass dargestellt wird, bei welchen Behörden sich ambulant tätige Psychotherapeuten (an)melden müssen.

Neben den Kassenpsychotherapeuten, die nicht nur eine berufsrechtliche, sondern auch eine sozialrechtliche Zulassung haben (so heißt die Kassenzulassung juristisch gesprochen), gibt es auch eine nicht unbeträchtliche Anzahl von Kolleginnen und Kollegen, die in freien Privatpraxen niedergelassen sind und die nicht direkt mit den gesetzlichen Krankenkassen abrechnen können (höchstens im Rahmen der „Kostenerstattung", siehe Abschn. 4.5). Sie arbeiten vor allem mit Privatversicherten, Beihilfepatienten und Selbstzahlern und bieten oft neben Psychotherapie und sonstigen heilkundlichen Angeboten auch nichtklinische Tätigkeiten an – Supervision, Coaching, Paarberatung, Mediation … (mehr dazu siehe Abschn. 5.5.3 und 5.5.4).

3.1 Approbation oder HPG-Zulassung?

Bei den Privatpraxen muss man unterscheiden zwischen den Personen, die eine **Approbation** (berufsrechtliche Zulassung) haben, und jenen, die nur eine **HPG-Zulassung** („Zulassung zur Ausübung der Heilkunde", meist „Heilpraktikerzulassung" genannt) haben.

Auch wenn bei Privatpraxen (juristisch gesprochen) immer der Patient der direkte Vertragspartner des Praxisinhabers ist, hat man es mit einer Approbation meist sehr viel leichter als HPG-Psychotherapeuten, die Kostenübernahme der durchgeführten Psychotherapien von vielen

Privatversicherungen zu bekommen. Eine Abrechnung mit gesetzlichen Krankenkassen im Rahmen der Kostenerstattung ist fast immer nur für Approbierte möglich.

3.2 Von der Kassenpraxis zur Privatpraxis

Auch wenn man seine Kassenzulassung nicht mehr ganz ausschöpfen möchte oder schwerpunktmäßig in einem Feld arbeiten will, bei dem es keinen Kostenträger gibt (z. B. Coaching, Beratung, Training) und die Klienten die psychologische Leistung aus eigener Tasche zahlen müssen, ist schon die Frage wichtig, ob sich diese Ihr Angebot überhaupt leisten wollen und können. Das hat nämlich Auswirkungen in ganz vielen Bereichen – von der Standortwahl, über Corporate Identity und Image bis hin zu den Verdienstmöglichkeiten Ihrer Einrichtung.

Heißt konkret – wenn man seine psychotherapeutische Arbeit auch als Tätigkeit versteht, um mehr soziale Gerechtigkeit in der Welt zu erreichen, dann wird man zusehen müssen, einen Kostenträger für die Tätigkeit zu finden (wie z. B. in der GKV-Versorgung) oder in einer staatlichen oder gemeinnützigen Institution zu arbeiten. So hart es klingt – mit Hartz-IV-Empfängern allein kann man keine Privatpraxis führen.

3.3 Privatpraxis – ohne Kassensitz

Eines muss man sich klar machen: Für PTs ohne Kassensitz und für Psychologen, die im nicht- oder semiklinischen Bereich arbeiten, sieht die Situation noch mal ganz anders aus. Hier gibt es Kolleginnen und Kollegen, die im

„Blue-Chip"- Wirtschaftsbereich **weit mehr** verdienen als die Kassenpsychotherapeuten, aber es gibt auch andere, die mit ihrer Privatpraxis **weit weniger** verdienen als diese und finanziell „vor sich hin krebsen".

3.4   Niederlassungsfreiheit

Es klingt vielleicht banal, aber es ist gerade am Anfang wichtig sich zu vergegenwärtigen, dass man mit einer Approbation als Psychologischer Psychotherapeut (PP) oder Kinder- und Jugendlichenpsychotherapeut (KJP) eine „Zulassung zur Ausübung der Heilkunde" in den Händen hält. Das heißt, dass das, was man tut, legal ist und sich die Tätigkeit im rechtlichen Rahmen bewegt. Denn neben der Zulassung als Ärztin oder als Heilpraktiker gibt es seit dem Psychotherapeutengesetz von 1999 auch die Approbation als PP oder KJP.

Was viele nicht wissen: In Deutschland existiert etwas, das man „Niederlassungsfreiheit" nennt. Das bedeutet, dass Sie mit einer Approbation (die eine berufsrechtliche Zulassung ist) **überall in Deutschland** eine (Privat-)Praxis eröffnen dürfen. Das ist ein wichtiger Unterschied zu einer KV-Zulassung (sozialrechtliche Zulassung), mit der man immer an einen bestimmten Planungsbereich gebunden ist und nicht so einfach mit seiner Praxis umziehen kann (siehe dazu Abschn. 2.1).

Die Frage allerdings ist: Leben dort, wo Sie sich mit Ihrer Privatpraxis niederlassen wollen, genügend Menschen, die bereit und in der Lage sind, eine Psychotherapie (oder ein Coaching) bei Ihnen selbst zu bezahlen – und das eventuell auch über einen längeren Zeitraum?

Konkret: Werde ich mit meiner Privatpraxis an einem falschen Standort überhaupt überleben können? Wie groß ist das „Einzugsgebiet" meiner Praxis? Das heißt, wie weit sollen meine (zukünftigen) Patienten zu meiner Praxis fahren müssen? (Mehr dazu siehe Kap. 6.)

3.5   Exkurs: Bei welchen Behörden muss ich mich anmelden?

Wenn Sie eine **Approbation** haben, sind Sie bei der Kammer Ihres Bundeslandes gemeldet. Sollten Sie vergessen worden sein, ist es Ihre Verpflichtung, sich dort selbst zu melden.

Mit einer **Kassenzulassung** sind Sie natürlich bei Ihrer Landes-KV gemeldet. Auf jeden Fall ist es verpflichtend, dass Sie dem **Finanzamt** mitteilen, dass Sie eine Praxis gegründet haben (es reicht ein Dreizeiler, aus dem Adresse und Gründungsdatum hervorgehen). Wenn Sie neben der Praxis noch weiter in einer Klinik oder Beratungsstelle angestellt sind, bleibt Ihnen normalerweise Ihre Steuernummer erhalten. Sie bekommen nur zusätzliche Formulare zugesandt, die Sie für Ihre Steuererklärung ausfüllen müssen.

Auf jeden Fall ist es sinnvoll, auch das **örtliche Gesundheitsamt** über Ihre Praxisgründung zu informieren – schon allein aus Werbezwecken.

Außerdem ist es verpflichtend sich bei der **Berufsgenossenschaft für Gesundheits- und Wohlfahrtspflege (BGW)** zu melden (https://www.bgw-online.de/, 11.9.2025).

Sie haben bei der BGW zwar eine Meldepflicht, aber Sie müssen sich als Praxisinhaber selbst dort nicht versichern lassen, da bei der BGW nur angestellte Mitarbeiter gemeldet werden müssen.

Auch wenn Sie weder eine Approbation noch eine KV-Zulassung haben, sondern Ihre Praxis nur mit einer Heilpraktikerzulassung führen, ist es sinnvoll, sich bei Finanzamt, Gesundheitsamt und BGW zu melden.

4

Kostenträger

Inhaltsverzeichnis

© Der/die Autor(en), exklusiv lizenziert an Springer-Verlag
GmbH, DE, ein Teil von Springer Nature 2026
W. Gross, *Wie gründe und führe ich eine
Psychotherapeutische Praxis?,* Psychotherapie: Praxis,
https://doi.org/10.1007/978-3-662-72286-2_4

In diesem Kapitel werden sowohl die gesetzlichen Krankenkassen wie auch die Privatversicherungen und verschiedene
Sondersysteme von Kostenträgern beschrieben. Es wird dargestellt, wie die Abrechnungen bei den jeweiligen Versicherungen einzureichen sind (mit Beispielen). Außerdem werden Beihilfe, Unfallversicherungen und Kostenerstattung
genauer erläutert und es wird beschrieben, wonach man
sich bei der Abrechnung mit Selbstzahlern richten sollte.

Die beiden wichtigsten Gruppen der Kostenträger sind die
gesetzlichen Krankenversicherungen (GKVen) und die privaten Krankenversicherungen (PKVen).   Im Jahr 2025
sind 89,0 % der Deutschen gesetzlich versichert, 10,4 %
sind privat versichert (und ca. 0,6 % sind anders oder gar
nicht versichert). Diese Anteile haben sich auch in den
Jahren davor nur minimal verändert, sodass man davon
ausgehen kann, dass sich die Zahlen wahrscheinlich auch
zukünftig nur geringfügig ändern werden.

4.1 Gesetzliche Krankenkassen GKVen (Regelversorgung)

Man kann in Deutschland derzeit sechs gesetzliche Kas-
senarten unterscheiden, die alle die Kosten für Psychotherapie in der Regelversorgung übernehmen:

- 11 Allgemeine Ortskrankenkassen (AOKs)
- 69 Betriebskrankenkassen (BKKs)
- 6 Innungskrankenkassen (IKKs)
- 1 Sozialversicherung für Landwirtschaft, Forsten und
  Gartenbau
- 1 Deutsche Rentenversicherung Knappschaft-Bahn-See
- 6 Ersatzkassen (EKs)

Die 94 gesetzlichen Krankenkassen haben (2025) insgesamt 74,3 Mio. Mitglieder.

Mit 11,9 Mio. Mitgliedern ist die Techniker Krankenkasse (TKK) derzeit die größte deutsche Krankenkasse, dann folgen die BARMER (8,3 Mio.), die DAK-Gesundheit mit 5,45 Mio. und dann kommen fünf verschiedene AOKs (AOK-Baden-Württemberg=4,6 Mio., AOK-Bayern=4,6 Mio., AOK-Plus=3,5 Mio., AOK-Niedersachsen=3,0 Mio., AOK-Rheinland=3,0 Mio.). Was man daran erkennen kann: Es gibt „die AOK" eigentlich nicht. Es gibt zwar einen AOK-Bundesverband, aber ansonsten sind die einzelnen Landes-AOKs unabhängig (siehe oben).

Alle gesetzlichen Krankenkassen finanzieren sich hauptsächlich durch Beiträge ihrer Mitglieder (und deren Arbeitgeber) und erhalten gegebenenfalls einen Bundeszuschuss und eventuell weitere Einnahmen, zum Beispiel durch Zusatzbeiträge.

Wenn Sie eine Kassenzulassung haben, übernehmen alle gesetzlichen Krankenkassen die Kosten für die Psychotherapie im Rahmen der Regelversorgung, also die „Abrechnung über die Chipkarte" des Patienten.

Auch wenn Sie *keine* Kassenzulassung haben (aber eine Approbation), dann ist es in Einzelfällen möglich, dass die einzelne gesetzliche Krankenversicherung die Kosten für Psychotherapie außerhalb der Regelversorgung übernimmt. (Mehr dazu siehe Abschn. 4.5).

4.1.1 Abrechnung GKV (Regelversorgung)

Die Abrechnung von Psychotherapie in der Regelversorgung der gesetzlichen Krankenversicherungen geschieht nach der Gebührenordnung EBM (einheitlicher Bewertungsmaßstab).

Generell: Gebührenordnungen sind rechtliche Vorschriften, die die Höhe von Gebühren für bestimmte Leistungen oder Tätigkeiten (z. B. Psychotherapie) festlegen.

Demnach ist der EBM ein Katalog, in dem alle Leistungen aufgelistet sind, die von Vertragsärzten und Vertragspsychotherapeuten in der Arbeit mit gesetzlich Versicherten abgerechnet werden können. Hier der entsprechende Link: https://www.kbv.de/praxis/abrechnung/ebm (11.9.2025)

- Dabei hat jede Leistung im EBM eine eindeutige **Gebührenziffer** und eine **Punktzahl,** die den Wert der Leistung bestimmt.
- Um den endgültigen Eurobetrag im jeweiligen Abrechnungsquartal zu ermitteln, werden die jeweiligen Punktzahlen mit einem **Punktwert** multipliziert. Dieser Punktwert wird von der Kassenärztlichen Vereinigung (KV) jedes Jahr neu festgelegt.
- Die Abrechnung Ihrer Leistungen erfolgt (nicht etwa an die Krankenkasse), sondern (quartalsweise) an die KV.

Ein Beispiel

- EBM-Nr.: 35401 (tf. Psychotherapie)
- Punktzahl: 941, Punktwert: 12,3934 Cent
- $941 \times 12,3934 = 116,63$ €

Die Höhe des jeweiligen Punktwerts wird – wie gesagt – jedes Jahr neu festgelegt und gilt dann als aktueller Orientierungspunktwert (OPW). Darin werden dann jährlich die Honorarveränderungen festgelegt.

Es lohnt sich immer, den aktuellen EBM zu kennen, um zu wissen, was man alles zu welchen Konditionen abrechnen kann.

Besonderheit

Besonderheit im Bereich Psychotherapie: Erst wenn eine Psychotherapie von der Krankenkasse genehmigt wurde, ist der Eurobetrag bei allen KVen in den vier Jahresquartalen gleich. Wenn die Psychotherapie noch nicht genehmigt ist – zum Beispiel in der Probatorik, also vor der Antragsstellung – dann kann der Eurobetrag geringer ausfallen.

Egal ob mit Kassenzulassung oder in einer Privatpraxis – es ist auf jeden Fall sinnvoll, sich genauer mit dem EBM auseinanderzusetzen, weil er der Orientierungsrahmen für die eigene Abrechnung ist.

Weitere Informationen siehe Abrechnungswegweiser für Psychotherapeuten (10.9.2025).

4.2 Private Krankenversicherungen (PKVen)

8,7 Mio. Deutsche sind derzeit Mitglieder der ca. 40 privaten Krankenversicherungen (10,4 % der deutschen Bevölkerung). Nicht jeder kann Mitglied der PKV werden. Als Angestellter muss man mehr als die Jahresarbeitsentgeltgrenze (2025 = 73.800 €) verdienen, um „versicherungsfrei" (d. h. von der gesetzlichen Versicherungspflicht befreit) zu sein und sich in der PKV versichern zu können.

Deshalb sind nur ca. 9,4 % der Privatversicherten Angestellte. Die meisten Mitglieder der PKVen sind Beamte (31,9 %), Selbstständige (10,7 %), Nichterwerbstätige (19,9 %) und Pensionäre (16,0 %). Die Privatversicherungen sind sehr unterschiedlich – nicht nur was ihre Größe und ihre Mitgliedzahlen angeht, sondern auch bzgl. der Abrechnungsmodalitäten. Weitere Infos dazu siehe https://www.pkv.de/positionen/pkv-und-gkv-wie-der-systemwettbewerb-allen-versicherten-zugute-kommt/ (11.9.2025).

Die größten Privatversicherungen sind:

- Debeka = 4,3 Mio. Mitglieder
- DKV = 4,3 Mio.
- Allianz = 2,9 Mio.
- Signal-Iduna = 2,5 Mio.
- Barmenia = 2,2 Mio.
- Ergo = 1,9 Mio.

Die Privatversicherungen haben – was die Kostenübernahme für Psychotherapie angeht – sehr unterschiedliche Verträge. Es kann sein, dass vor Behandlungsbeginn eine ärztliche Verordnung (oder gar eine ärztliche Untersuchung), ein kurzer expliziter Behandlungsplan oder ein ausführlicher Erstbericht (im verschlossenen Umschlag an den Gutachter) verlangt wird.

Abhängig von dem jeweiligen Vertrag des Patienten können Ihnen sehr unterschiedliche Modalitäten bzgl. der Kostenübernahme für Psychotherapie der einzelnen PKVen begegnen, zum Beispiel

- „Wir übernehmen jedes Jahr 30 Sitzungen" oder
- „Im ersten Jahr übernehmen wir 30 Sitzungen, im zweiten und dritten Jahr nur noch 20 Sitzungen" oder
- „Im ersten Jahr übernehmen wir 100 % der Kosten, im zweiten Jahr 75 %, im dritten Jahr 50 %".

Nicht selten wird auch die „Kulanz" (was die Kostenübernahme angeht) bei der gleichen Versicherung zwischen den einzelnen Patienten sehr unterschiedlich gehandhabt. Bei den PKVen wird mitunter sehr schnell zwischen *guten* und *schlechten* Mitgliedern entschieden:

- *Gute* Mitglieder sind danach jene, die regelmäßig ihre Beiträge zahlen und selten die Versicherung in Anspruch nehmen.
- *Schlechte* Mitglieder sind jene, die entweder ihre Beträge nicht regelmäßig bezahlen und/oder sehr viele Behandlungen der Versicherung in Rechnung stellen.

Hinter vorgehaltener Hand sagt man, dass viele Privatversicherungen auf drei Tastenklicks die aktuelle Bilanz jedes einzelnen Patienten/Mitglieds herausfinden können und das einen Einfluss auf die „Kulanz" hat, also welche Kosten in welcher Höhe übernommen werden.

Freundlich formuliert kann man sagen: Es wird individuell entschieden, da in der GOÄ/GOP ein individueller Steigerungsfaktor möglich ist.

Wichtig ist noch, dass es bei den Privatversicherungen unterschiedliche Honorare zwischen Verhaltenstherapie und tiefenpsychologisch fundierter (und analytischer) Psychotherapie gibt. Außerdem existiert bei den PKVen keine (abgegrenzte) Probatorik, sondern alle durchgeführten Sitzungen werden direkt über die methodenspezifischen GOÄ/GOP-Ziffern abgerechnet. Das heißt, wenn die PKV eine Bewilligung ausspricht, fragen Sie bitte nach, ob die Probatorik inkludiert ist oder noch extra zu den bewilligten Sitzungen hinzukommt.

4.2.1 Abrechnung PKV (Privatliquidation)

Die Abrechnung bei den Privatversicherungen hat zwar manche Ähnlichkeiten mit dem EBM, geschieht aber nicht über den EBM, sondern über die GOP (Gebührenordnung Psychotherapie). Die GOP ist ein Auszug aus der GOÄ (Gebührenordnung Ärzte), deswegen kann man im

Bereich der Psychotherapie GOP und GOÄ synonym verwenden.

Die GOP/GOÄ legt Mindest- und Höchstpreise nicht nur für psychotherapeutische Leistungen fest und ermöglicht eine individuelle Steigerung des Satzes je nach Schwierigkeitsgrad und Zeitaufwand.

Ähnlich wie im EBM gibt es auch in der GOP eine **Punktzahl,** die multipliziert wird mit einem **Punktwert.** Das Ergebnis ist der Einfachsatz. Beispiel:

- GOP Pos. 870 Verhaltenstherapie (Einzel)
- Punktzahl: 750, Punktwert: 5,83 Cent
- $750 \times 5,83 = 43,73$ € (Einfachsatz)

Dieser Einfachsatz ist so etwas wie die Untergrenze der Rechnungsstellung. Nur sehr selten wird er bei Privatversicherungen direkt in Rechnung gestellt. Meistens wird der Regelhöchstsatz liquidiert (siehe unten).

Gebührenrahmen

Ein wichtiger Unterschied zwischen EBM und GOP/GOÄ ist, dass es bei den PKVen einen Gebührenrahmen gibt. Dieser Gebührenrahmen geht vom einfachen (1,0) bis zum dreieinhalbfachen (3,5) Satz für persönliche Leistungen (also z. B. Psychotherapie) und für technische Leistungen (z. B. Tests) vom einfachen bis zum zweieinhalbfachen (2,5) Satz.

In diesem Gebührenrahmen gibt es einen sogenannten **Regelhöchstsatz** oder **Schwellenwert,** der beim 2,3-fachen Satz liegt. Das heißt, dass die jeweilige PKV diesen Regelhöchstsatz (als Multiplikator) ohne gesonderte Prüfung akzeptiert.

Für das obige Beispiel sieht das also folgendermaßen aus. Beispiel:

- GOP Pos. 870 Verhaltenstherapie (Einzel)
- $750 \times 5{,}83 \times 2{,}3 = 100{,}56 \, €$ (Schwellenwert/Regelhöchstsatz)

Wenn Sie diesen Schwellenwert in Ihrer Honorarforderung an den Patienten überschreiten, dann können Sie das tun. Sie müssen es aber begründen – entweder mit der **Schwierigkeit** einer Leistung (z. B. komplexes Krankheitsbild), mit dem **Zeitaufwand** einer Leistung oder mit den **Umständen bei der Ausführung** (z. B. Hausbesuch oder Exposition).

Der höchste Betrag, den die PKV für eine psychotherapeutische Leistung in der Regel bezahlt, ist der 3,5-fache Satz. In unserem Beispiel:

GOP Pos. 870 Verhaltenstherapie (Einzel)
$750 \times 5{,}83 \times 3{,}5 = 153{,}00 \, €$ (Höchstsatz)

Es lohnt auch hier, sich genauer mit der GOP/GOÄ zu beschäftigen, um sich darüber klar zu werden, was man alles in der Arbeit mit Privatversicherten abrechnen kann.

Mehr dazu siehe https://api.bptk.de/uploads/GOP_Infotabelle_Stand_2020_6ca43d9d82.pdf (11.9.2025).

4.3 Weitere Kostenträger

Neben den beiden großen Gruppen – gesetzliche Krankenkassen und Privatversicherungen – gibt es noch mehrere Fürsorgeeinrichtungen und Kostenträger, um psychotherapeutische Leistungen abzurechnen. Hier sind die Wichtigsten.

4.3.1 Beihilfe

Die Beihilfe ist eine eigenständige Kranken- und Pflege-
fürsorge für Beamte, Berufsrichter, Lehrer, andere Staats-
bedienstete und deren Familien. Man sollte – wegen zum
Teil unterschiedlicher Modalitäten – unterscheiden zwischen **Bundesbeihilfe** und **Landesbeihilfen**.

Für Bundesbedienstete gilt die Bundesbeihilfeverord-
nung (BBhV). Sie regelt die Gewährung von Beihilfen von
Beamtinnen und Beamten sowie von Versorgungsempfän-
gern.

In der jeweiligen Beihilfeverordnung des einzelnen Bundeslandes finden sich die Beihilferegelungen für die Län-
derbediensteten.

Die Beihilfen erstatten immer nur anteilig die Kosten
für psychotherapeutische und medizinische Behandlungen. Da meist maximal 50 % der Kosten für Heilbehand-
lungen (inkl. Psychotherapie) von der Beihilfe übernommen werden, sind die meisten Beihilfeberechtigten zur
anderen Hälfte bei privaten Krankenversicherungen versichert (nur wenige sind für die zweite Hälfte gesetzlich versichert).

Auch wenn Sie keine Kassenzulassung haben, sondern
nur eine Approbation, können Sie als PT mit der Beihilfe
abrechnen.

Die Honorarsätze der Beihilfe für Psychotherapie
orientieren sich an der GOÄ/GOP. Weitere Informationen   siehe https://www.bva.bund.de/SharedDocs/
Downloads/DE/Bundesbedienstete/Gesundheit-Vor-
sorge/Beihilfe/Merkblaetter/psychotherapie.pdf?__
blob=publicationFile&v=3 (11.9.2025).

4.3.2 Heilfürsorge der Bundeswehr

Die Heilfürsorge der Bundeswehr ist eine Form der Krankenversorgung, die sowohl den Soldaten auf Zeit wie auch den Berufssoldaten der Bundeswehr unentgeltlich zur Verfügung steht. Sie umfasst – neben den medizinischen Behandlungen – auch Psychotherapie. Hier die wichtigsten Infos dazu siehe https://www.bundeswehr.de/resource/blo b/5664704/62fa04607240813202d37c6c8cebda70/merk blatt-fuer-soldatinnen-und-soldaten-bei-erkrankung-und-unfaellen-data.pdf (11.9.2025).

Die Bundespsychotherapeutenkammer (BPtK) hat dazu mit dem Bundesministerium der Verteidigung Verträge abgeschlossen, um die Behandlung der Bundeswehrsoldaten durch niedergelassene Psychotherapeuten (auch ohne KV-Zulassung) zu regeln. https://api.bptk.de/ uploads/20130916_Hintergrundinformation_Vertrag_ Soldaten_265c4f7be2.pdf (11.9.2025).

Diese Verträge sehen seit 2023 eine bessere Bezahlung (im Vergleich zu den gesetzlich Versicherten) für die Psychotherapie vor. https://www.bptk.de/neuigkeiten/bptk-erwirkt-hoehere-verguetung-fuer-die-behandlung-von-bundeswehrangehoerigen-und-bundespolizist-innen-in-privatpraxen/ (11.9.2025).

Hier trifft das Gleiche zu wie bei der Beihilfe: Sie brauchen keine Kassenzulassung, sondern müssen nur eine Approbation haben, dann können Sie mit der Heilfürsorge der Bundeswehr abrechnen.

4.3.3 Heilfürsorge der (Bundes-)Polizei

Ähnliche Verträge hat die Bundespsychotherapeutenkammer mit dem Bundesministerium des Inneren für

Bundespolizisten abgeschlossen. https://www.bptk.de/neu-igkeiten/vereinbarung-zur-behandlung-von-bundespoli-zisten/ (11.9.2025) https://api.bptk.de/uploads/Vereinba-rung_BMI_B_Pt_K_ebe2258f42.pdf (11.9.2025).

Genauere Informationen zu dem gesamten Vertrag fin-den Sie hier: https://bundespolizei.de/die-bundespolizei/heilfuersorge# (11.9.2025).

Auch bei dieser Heilfürsorge benötigen Sie keine Kas-senzulassung, sondern können als approbierter Psychothe-rapeut mit ihr abrechnen.

4.3.4 Psy-RENA

Psy-RENA ist ein Nachsorgeprogramm der Deutschen Rentenversicherung nach einem medizinischen Rehabili-tationsaufenthalt in einer Klinik. Aufgabe von Psy-RENA ist dabei, die in der Reha erreichten Ziele zu stabilisieren und auszubauen, das heißt die Selbstmanagementkompe-tenzen zu fördern und die Erwerbsfähigkeit des Patienten dauerhaft zu stabilisieren bzw. wiederherzustellen. Da es nach einem Klinikaufenthalt oft schwierig ist, das, was der Patient dort gelernt hat, auch in den privaten und berufli-chen Alltag zu übertragen („Transferproblematik"), wurde Psy-RENA entwickelt.

Dabei soll die Psy-RENA-Nachsorge spätestens drei Monate nach dem Klinikaufenthalt beginnen. Nach einem 50-minütigen Aufnahmegespräch mit dem durchführen-den approbierten Psychotherapeuten werden wöchent-lich 25 Sitzungen (jeweils 90 min) in einer halboffenen Gruppe durchgeführt. Es gibt dabei kein festes Curricu-lum, sondern die Themen werden den Bedürfnissen der jeweiligen Gruppe angepasst.

Um Psy-RENA-Gruppen durchführen zu können, müssen Sie keine Kassenzulassung haben, aber Sie sollten eine Approbation als Psychotherapeut vorweisen können. Außerdem sollten Sie Gruppenerfahrung haben (idealerweise in einer Reha-Klinik oder Sie nehmen an einem Psy-RENA-Qualifikationsseminar teil).

Es gibt eine größere Zahl von approbierten Kollegen und Kolleginnen, die keine Kassenzulassung haben, die aber mit Psy-RENA einen nicht geringen Teil ihrer Praxiseinnahmen bestreiten. Mehr dazu siehe https://psyrena.de/ (11.9.2025).

4.3.5 Sonstige

Daneben gibt es eine ganze Reihe kleinerer Angebote, für die man keine KV-Zulassung benötigt (aber meistens eine Approbation braucht).

4.3.5.1 Bahn-BKK

Die Bahn-BKK bietet (neben der Psychotherapie im KV-System) auch die psychotherapeutische Behandlung bei approbierten Psychotherapeuten an, die keine Kassenzulassung haben. Dazu macht die Bahn-BKK mit diesen Behandlern Sonderverträge. Siehe dazu https://www.bahn-bkk.de/leistungen/behandlung-therapien/psychotherapie/ambulante-psychotherapie.html (11.9.2025).

4.3.5.2 MindDoc

MindDoc ist ursprünglich ein von den Schön-Kliniken für ihre stationären Patienten eingerichtetes Online-Nachsorgeprogramm, um ihnen den Übergang zwischen der Klinik und dem Alltag zu erleichtern.

Inzwischen ist MindDoc auch für alle anderen Patientengruppen offen. Schwerpunkt der (verhaltenstherapeutisch orientierten) Arbeit sind die Krankheitsbilder Depressionen, Ängste, Zwänge, Essstörungen und Burnout.

Um bei MindDoc mitarbeiten zu können, müssen Sie eine Approbation haben, brauchen aber keine Kassenzulassung.

Die Kosten für die Psychotherapie bei MindDoc werden inzwischen von mehreren privaten und gesetzlichen Krankenversicherungen übernommen.

Mehr Informationen siehe https://minddoc.com/de/de/online-therapie (11.9.2025).

4.3.5.3 EAP – Employee Assistance Program

Das Employee Assistance Program (EAP) ist ein ganzheitliches Unterstützungsprogramm für Unternehmen und ihre Beschäftigten. Das Ziel ist, sowohl die Leistungsfähigkeit wie auch die Gesundheit der Mitarbeiter zu erhalten und zu sichern und so die Stabilität von Mitarbeitern (auch von Führungskräften) genauso zu gewährleisten wie damit auch die Stabilität des gesamten Unternehmens.

Konkret ist EAP eine persönliche oder telefonische Mitarbeiterberatung (eventuell auch online) durch ein externes Unternehmen bei beruflichen und privaten Problemen. EAP hat damit auch eine präventive Funktion, um so also frühzeitige Unterstützung anzubieten („bevor das Kind in den Brunnen gefallen ist").

Vorgehensweise: Das Unternehmen schließt einen Vertrag mit einem EAP-Anbieter, an den die Mitarbeiter sich dann wenden können. Dabei übernimmt das Unternehmen die Kosten.

Es gibt im Bereich EAP eine Vielzahl von Anbietern, die allerdings nicht nur Psychotherapeuten und

Psychologen beschäftigen. Abhängig vom einzelnen Anbieter ist das ein Tätigkeitsfeld, das auch für Psychologen mit einer HPG-Zulassung möglich ist. Hier eine kleine Auswahl (alle am 11.9.2025 abgefragt):

https://www.insite.de/eap-mitarbeiterberatung/eap-produkte

https://www.eap.de/

https://www.preventon.de/de/

https://www.fuerstenberg-institut.de/

https://growport.de/startseite

https://www.eap-alliance.com/

Man kann die EAP-Programme auch als eine Unterform der **betrieblichen Gesundheitsförderung** ansehen. Hierbei handelt es sich um eine ganze Palette von innerbetrieblichen Gesundheitsangeboten, die mitunter auch an externe Anbieter delegiert werden. Weitere Informationen dazu finden Sie in den folgenden Veröffentlichungen des Berufsverbands Deutscher Psychologen (BDP): https://www.bdp-verband.de/fileadmin/user_upload/BDP/verband/Untergliederungen/Sektionen/Gesundheits-und-Umweltpsychologie/Gesundheitspsychologie/Beruf/Betriebliche-Gesundheitsfoerderung-Gesundheitspsychologie.pdf (11.9.2025), https://www.bdp-verband.de/sektionen/gesundheits-und-umweltpsychologie/berufsfelder/betriebliche-gesundheitsfoerderung (11.9.2025).

4.4 Gesetzliche Unfallversicherungen (Berufsgenossenschaften)

Ein einziger unachtsamer Augenblick reicht aus und ein lebensverändernder Unfall ist geschehen. Das kann im Privatbereich genauso passieren wie im beruflichen Umfeld. Um die finanziellen Schäden zu reduzieren, gibt es die

Unfallversicherungen. Für den beruflichen Bereich heißen die gesetzlichen Unfallversicherungen Berufsgenossenschaften (BGs).

Es gibt neun Berufsgenossenschaften: Übersicht der Liste Berufsgenossenschaften.pdf (11.9.2025).

Die Berufsgenossenschaften beschäftigen sich als gesetzliche Unfallversicherungen nicht nur mit Arbeitsunfällen, sondern es geht dabei auch um Berufskrankheiten, um Prävention, Rehabilitation und Entschädigung.

Der gesetzliche Rahmen dazu ist niedergelegt im Sozialgesetzbuch (SGB) 7: Link zum SGB VII (Gesetzliche Unfallversicherung) (11.9.2025).

Wenn Sie mit den Berufsgenossenschaften abrechnen wollen, brauchen Sie keine Kassenzulassung, aber eine Approbation. Außerdem müssen Sie einen Einführungslehrgang oder eine Fortbildung dazu gemacht haben.

Wichtig ist zu wissen, dass es bei einer Behandlung von BG-Patienten nicht um eine „psychotherapeutische Runderneuerung", also um eine Aufarbeitung der Lebensgeschichte geht, sondern es geht ausschließlich um die Behandlung der krankheitswertigen Folgen des Arbeitsunfalls oder der Berufskrankheit. Das kann ein gravierender Unterschied zur sonstigen Psychotherapie sein. Dieser zeigt sich auch darin, dass Sie relativ häufig Berichte zur Behandlung schreiben werden, die allerdings eher „kurz und knackig" sein dürfen (und sollen).

Die Honorare sind in diesem Bereich höher als in der (Neurosen-)Psychotherapie und in einer eigenen GUV niedergelegt. Titelseite UV-GOÄ (11.9.2025).

4.5 Kostenerstattung: Wie und wann funktioniert sie?

Über Sinn und Unsinn der Kostenerstattung (KE) bei gesetzlich Versicherten im Bereich Psychotherapie wird in Wellen immer wieder heftig diskutiert: Mal ist die Kostenerstattung der letzte Rettungsanker für viele Patienten, die sonst überhaupt keinen Therapieplatz finden würden – und ein paar Wochen später wird die KE mal wieder für tot erklärt – steht aber ein paar Monate später wieder auf.

Letzten Endes sind es vor allem die unzumutbar langen Wartezeiten bei Kassenpsychotherapeuten, die dazu führen, dass die schon mehrfach totgesagte Kostenerstattung immer wieder neu zum Leben erweckt wird.

Zum Verständnis: Kostenerstattung (nach § 13. Abs. 3 SGB 5) ist eine Art Auffangbecken und Hilfsverfahren, wenn gesetzlich Versicherte keine Krankenkassenbehandlung bei zugelassenen (Kassen-)Psychotherapeuten finden. Da einfach zu wenige Psychotherapeuten eine Kassenzulassung in der Regelversorgung bekommen (mehr dazu siehe Abschn. 1.2.3), handelt es sich um ein **„Systemversagen"**.

Man könnte auch sagen, es handelt sich um „Mangelverwaltung" und einen Verschiebebahnhof – man schiebt sich nämlich die Schuld gegenseitig zu: Die KVen sehen die Schuld bei den Krankenkassen und die Krankenkassen bei den Kassenpsychotherapeuten, die zu wenig arbeiten würden. Die Dummen sind allerdings vor allem die Patienten.

Es gibt mehrere Gesetzestexte, die die Kostenerstattung begründen und legitimieren. Im SGB 5 (§ 13. Abs. 3) heißt es:

„Konnte die Krankenkasse eine unaufschiebbare Leistung nicht rechtzeitig erbringen oder hat sie eine Leistung zu Unrecht abgelehnt und sind dadurch Versicherten für die selbst beschaffte Leistung Kosten entstanden, sind diese von der Krankenkasse **in der entstandenen Höhe zu erstatten,** soweit die Leistung notwendig war."

Im Patientenrechtegesetz wird zur Kostenerstattung Folgendes gesagt:

„Entscheidet eine Krankenkasse ohne hinreichende Begründung nicht **innerhalb von drei,** bei Einschaltung des **Medizinischen Dienstes innerhalb von fünf Wochen** über eine Leistung, können sich Versicherte die Leistung nach Ablauf dieser Frist selbst beschaffen. Die Krankenkasse ist dann zur Erstattung dieser Kosten in der entstandenen Höhe verpflichtet."

Auf jeden Fall wird dadurch den Kassenpatienten ermöglicht, wenn sie keinen Kassenpsychotherapeuten finden, sich selbst Behandlungsalternativen zu suchen. Wichtig ist dabei, dass der betreffende Kostenerstattungstherapeut über die gleichen Qualifikationen verfügt wie ein Kassenpsychotherapeut (Approbation, Fachkunde in einem Richtlinienverfahren, Eintrag im Psychotherapeutenregister). Es entstehen in der Kostenerstattung also für den Patienten keine Nachteile hinsichtlich der Qualität der Behandlung.

4.5.1 Prozedere der Kostenerstattung

Konkret läuft das Kostenerstattungsverfahren folgendermaßen ab:

1. Patient ruft wegen Psychotherapie in der Kostenerstattungsprivatpraxis an: Der Behandler kann dem Patienten entweder direkt ein Erstgespräch anbieten oder ihn gleich an seine Krankenkasse verweisen.

2. Dann sollte der Patient bei seiner Krankenkasse anrufen und nachfragen, ob sie ihm einen freien Therapieplatz bei einem Kassenpsychotherapeuten vermitteln kann und/oder welche Unterlagen für einen Antrag auf „außervertragliche Kostenerstattung für Psychotherapie" bei dieser Krankenkasse zurzeit nötig sind.

3. Üblich sind: Antrag des Patienten, Nachweis über vergeblich kontaktierte Psychotherapeuten (mit Kassenzulassung), Konsiliarbericht, Notwendigkeits-/Dringlichkeitsbescheinigung, Sprechstunde bei Kassenpsychotherapeuten mit ausgefülltem Formular PTV11, Anfrage an TSS …

4. Gespräch in Privatpraxis zur Klärung des weiteren Vorgehens

5. Patient spricht bei fünf bis 20 PTs vor, die ihm zeitnah *keinen* Termin geben können

6. Patient muss dokumentieren, wann er mit wem gesprochen hat und wie lange die Wartezeiten wären.

7. Wenn er einen Termin bei einem Kassenpsychotherapeuten bekommen hat, soll der Patient nachfragen: Handelt es sich nur um einen Termin für ein Erstgespräch oder wann könnte die eigentliche Psychotherapie beginnen, wie wäre die Behandlungsfrequenz, handelt es sich um 50-minütige Sitzungen oder um 25-minütige …

8. Wenn es nicht passt, soll der Patient fragen, ob die Krankenkasse ihm nicht einen (weiteren) Psychotherapeuten in der Regelversorgung besorgen kann. Verdeckter Appell: „Bei meinem Privatbehandler in der Kostenerstattung könnte ich sofort anfangen."

9. Wenn die Kasse keinen Kassentherapeuten nennen kann, folgt die Antragstellung für die Psychotherapie in der Privatpraxis

Wichtig: Es handelt sich bei der Kostenerstattung nicht um eine Notfallbehandlung (SGB5: § 76 Abs. 1 Satz 2), sondern um Behandlung aufgrund von „**Systemversagen**".

Allein auf GKV-Kostenerstattung eine private Psychotherapiepraxis gründen zu wollen, die auch langfristig erfolgreich existiert, ist riskant, da es sich immer nur um Einzelfallentscheidungen handelt, die nur selten generalisierbar sind. Es gibt zwar eine ganze Reihe erfolgreicher Privatpraxen, die aber meistens neben der Kostenerstattung noch anderen klinischen und/oder nicht-klinischen Tätigkeiten nachgehen.

Denn Kostenerstattung ist

> von Kasse zu Kasse unterschiedlich,

> von Region zu Region unterschiedlich,

> von Quartal zu Quartal unterschiedlich.

Weitere Informationen finden Sie in dem Ratgeber der Bundespsychotherapeutenkammer:

BPtK-Ratgeber für psychisch kranke Menschen „Kostenerstattung" (11.9.2025).

4.6   Selbstzahler

Bei der Abrechnung mit Selbstzahlern sind Sie – was die Honorargestaltung angeht – relativ frei. Sie sollten sich aber am besten an der GOP/GOÄ orientieren. Denn diese bietet einen guten Rahmen, um weder Gefahr zu laufen wegen **Wucher** angeklagt zu werden, noch in eine Klage wegen unlauterem Wettbewerb zu geraten.

4.7 Exkurs: Was gehört auf eine Rechnung?

Es klingt wie eine Banalität – aber in meinen Seminaren ist es immer wieder Thema: Wie sieht eine ordnungsgemäße Rechnung für Psychologen oder Psychotherapeutinnen aus?

Auch wenn Sie Ihre Einnahmen hauptsächlich von der KV bekommen, ist es sinnvoll, für Privatpatienten und Selbstzahler ein strukturiertes Rechnungsformular zu entwickeln.

Sie sollten dazu natürlich einen gut gestalteten Briefbogen Ihrer Praxis vorliegen haben, auf dem Name, Adresse, Telefonnummer, E-Mail, Homepage, Kontonummer fest eingedruckt ist (eventuell auch die Steuernummer).

Individualisiert für jeden Patienten gehört auf jede einzelne Rechnung:

- Art und Bezeichnung der Leistung (z. B. Psychotherapie) mit Mindestdauer
- GOP/GOÄ oder EBM-Ziffer der einzelnen Leistung
- Steigerungssatz (bei Privatversicherungen)
- Datum der Leistungserbringung
- Eurobetrag
- Zahlungsziel
- Rechnungsnummer

5

Die Psychotherapiepraxis als Unternehmen

Inhaltsverzeichnis

In diesem Kapitel werden die unternehmerischen und die betriebswirtschaftlichen Seiten einer Psychotherapiepraxis beleuchtet. Was macht einen guten (psychotherapeutischen) Unternehmer aus? Dabei wird unterschieden zwischen einer Kassenpraxis und einer Privatpraxis. Wie wird man mit seiner Praxis marktfähig? Was bedeutet Marketing für Psychotherapeuten auf dem Gesundheitsmarkt? Wie sieht die Corporate Identity (CI) meiner Praxis aus? Welche weiteren psychologischen Tätigkeitsfelder (neben der Psychotherapie) gibt es, an denen ich mein Angebot ausrichten kann?

Der betriebswirtschaftliche Blick auf die eigene Praxis ist für viele Psychotherapeuten immer noch ungewohnt. Viele sonnen sich anscheinend lieber in den angenehmen Sphären des Helferdaseins, als sich bewusst mit den Niederungen des schnöden Mammons auseinanderzusetzen. Erst wenn das Konto allzu lange im Minus verharrt oder das Finanzamt anklopft, kümmern sich viele um die finanzielle Seite des Praxisbetriebs.

Mehr schlecht als recht überlassen viele PTs dieses Thema nur allzu gern ihrem Steuerberater, statt selbst das Heft in die Hand zu nehmen und sich mit den betriebswirtschaftlichen Seiten ihrer Praxis zu beschäftigen.

Da wir im Bereich Psychotherapie eine dramatische Unterversorgung haben, werden die meisten Kolleginnen und Kollegen mit einer Kassenzulassung derzeit ganz und gar nicht über zu wenig Nachfrage nach Psychotherapie klagen. Allerdings eine Garantie, dass das so bleibt, gibt es nicht. Schließlich steht bei Weitem noch nicht fest, welche Rolle die ambulante Psychotherapie im Gesundheitssystem ab 2030 spielen wird. Wie man an der Reform der Psychotherapierichtlinie des Gemeinsamen Bundesausschusses sehen kann, können ein paar kleine Drehungen an den Stellschrauben des KV-Systems die Situation der Psychotherapeuten radikal verändern. Deswegen lohnt es sich darüber nachzudenken, was es bedeutet, langfristig „marktfähig" zu werden oder zu bleiben. Konkret heißen die Fragen dazu:

- Habe ich mir eigentlich schon mal Gedanken über die grundlegende Konzeption meiner Praxis gemacht („Corporate Identity")?
- Wie viel muss ich mindestens verdienen, damit sich meine Psychotherapiepraxis auch langfristig trägt und ich genügend in meine Altersversorgung einzahlen kann („Unternehmerlohn")?
- Wie viel kann ich eigentlich maximal in meiner Praxis verdienen (Erhöhung der Einnahmen, Kostenreduktion)?
- Was darf ich neben meiner Psychotherapeutischen (Kassen-)Praxis eigentlich noch anbieten?
- Will ich – langfristig – lieber in einer Einzelpraxis arbeiten oder doch lieber in einer Gruppenpraxis? Was sind die Vor- und die Nachteile?
- Wie darf ich werben – und wo sind die Grenzen der Akquise?
- Welche (Praxis-)Versicherungen benötige ich?
- „Du sollst das Honorar nicht vor der Steuer loben": Was lässt mir das Finanzamt wirklich übrig von dem, was ich an Honoraren einnehme?

Um Fragen wie diese soll es in den folgenden Kapiteln gehen.

5.1 Die Kunst, marktfähig zu werden (und zu bleiben)

Denn das muss einem klar sein: Wenn man sich als Psychotherapeut niederlässt, begibt man sich in ein Spannungsfeld. Denn einerseits ist man „Helfer", „Begleiter" und „Unterstützer", andererseits ist man „Unternehmer" und „Kämpfer". Dieses **Spannungsfeld** ist ein – mitunter nicht leicht auszuhaltender – Spagat, da er mitunter völlig andere Konfliktlösemuster verlangt:

Während es in der Psychotherapie (aber auch in den nichtklinischen Tätigkeitsfeldern) oft darum geht, jemanden langfristig zu begleiten, ihn zur (Selbst-)Reflexion anzuregen, Einstellungs- und Verhaltensänderungen zu bewirken, ist der Gesundheits- und Beratungsmarkt doch oft ein Feld, auf dem man sich kämpferisch behaupten und durchsetzen muss – ganz abgesehen vom Umgang mit Banken, Finanzämtern und Mitbewerbern. Das scheint eine Banalität zu sein, ist aber vielen Kolleginnen und Kollegen anscheinend nicht klar. Deshalb ist es notwendig, sich auf eine angemessene Form von Rollenflexibilität vorzubereiten. Man kann das auch **„Unternehmerbewusstsein"** nennen.

5.2   Psychotherapeuten als Unternehmer

Selbstständige arbeiten selbst
* – und das ständig.*

Die Grundfrage ist: Bin ich eigentlich (auch als Psychotherapeut) ein guter Unternehmer oder eher ein guter Angestellter? Wie ist das jetzt? Wie soll es in fünf Jahren sein? Wie in 20 Jahren?

Denn letzten Endes geht es um die Frage: Wie will ich meine Lebens(arbeits-)zeit verbringen?

Hier also ein kleiner Exkurs: Was macht eine gute Unternehmerpersönlichkeit aus? Folgende Charakteristika kann man nennen. Gute Unternehmer haben:

- Konkrete Ziele (eventuell sogar eine „Vision").
- Eine gute Motivation und ein hohes Engagement.
- Sie haben eine angemessene Risikobereitschaft (inkl. einer realistischen Risikoabwägung).
- Sie können auf Konflikte (auch) mit Kampf reagieren.
- Sie sind fleißig.
- Kreativ.
- Sie haben gute soziale Fähigkeiten und Fertigkeiten.
- Sie entwickeln kaufmännische und betriebswirtschaftliche (Grund-)Kenntnisse.
- Und sie haben ein passendes Marktgespür und Realitätssinn.

Sicher sind das eher idealistische Vorstellungen, die den wenigsten Gründern in die Wiege gelegt wurden, also von Anfang an vorhanden sind, die sich aber im Laufe der Selbstständigkeit entwickeln können sollten.

5.3   Markt und Marketing

Den meisten Psychotherapeuten (egal ob mit oder ohne eine Kassenzulassung) sind Themen wie Markt und Marketing, Dienstleistung und Wettbewerb, Corporate Identity und Akquisition eher fremd.

Vielen scheint nur begrenzt bewusst zu sein, dass ihre Praxis unter einem rein betriebswirtschaftlichen Blickwinkel ein ganz normaler Wirtschaftsbetrieb ist, der wie alle anderen Unternehmen auch den Marktmechanismen von Angebot und Nachfrage unterliegt und bei dem auch Begriffe wie „Gründungskonzeption", „Businessplan" oder „Markt- und Konkurrenzanalyse" eine wichtige Rolle spielen.

Zwar fällt der Begriff „Marketing" in diesem Zusammenhang häufig, allerdings wissen nur wenige, was darunter genau zu verstehen ist – vor allem nicht in Bezug auf die Gründung einer Psychotherapeutischen Praxis. Wichtig zu unterscheiden ist: Marketing ist nicht Werbung, Werbung kann jedoch ein Teil des Marketings sein.

Man kann Marketing etwas genauer definieren als eine „Ansammlung von ziel- und wettbewerbsorientierten Maßnahmen, die dazu dienen, gegenwärtige und zukünftige Markt- und Klientenpotenziale systematisch zu erkunden und auszuschöpfen".

5.4   Marktforschung/Marktvolumen

Zum Thema Marketing gehört damit auch die Marktforschung. Das ist jedem verständlich, der sich in einer fremden Stadt in einem Bereich niederlassen möchte, den er nicht kennt. Denn da stellt sich eine ganze Reihe Fragen:

- Was muss ich eigentlich wissen – welchen Informationsbedarf habe ich?
- Was sind Informationsquellen, die weiterhelfen können?
- Welche Ergebnisse bringt eine Patienten- bzw. Konkurrenzanalyse?
- Wo ist der beste Standort für die Praxis?
- Wie sieht es mit den finanziellen Aspekten aus?

Ebenso stellt sich die Frage nach dem **Marktvolumen**. Auf psychologische Arbeitsfelder übertragen bedeutet Marktvolumen sowohl die Anzahl potenzieller Klienten, Patienten oder Kunden als auch die Anzahl, die Menge und die Qualität der psychotherapeutischen oder psychologischen Angebote, die diese brauchen. Hierbei ist auch die Zeitdimension wesentlich: Wie lange und wie oft brauchen die Patienten/Klienten das Angebot? Zusammenfassend sollte man sich also fragen: Lohnt es sich, an diesem Standort eine Praxis zu eröffnen?

Für Kassenpraxen scheint das zurzeit nicht ganz so wichtig, weil diese (zumindest derzeit noch) sich in den meisten Regionen kaum vor Patienten retten können und kaum große Marketingstrategien unternehmen müssen.

5.5 Corporate Identity (CI): Die Identität meiner Psychotherapeutischen Praxis

Psychotherapeutinnen und Psychotherapeuten, die eine Praxis gründen, müssen sich zu Beginn einer Praxisgründung mit vielen Themen herumschlagen – rechtlichen, finanziellen und marketingstrategischen: Wo muss ich mich anmelden? Was und wie viel brauche ich zur Finanzierung der Praxis? Wie darf ich werben – und wo sind die Grenzen der Akquise? Muss ich von Beginn an Geld für die Steuer zurücklegen? etc.

Obwohl es sicher sinnvoll wäre, machen Gründer sich am Anfang nur selten Gedanken über Praxisprofil, Stilfragen und (zukünftiges) Image ihrer Praxis. Gerade für Privatpraxen – sei es im klinischen oder nichtklinischen Bereich – hängt nämlich in einem hohen Maß damit zusammen, welche Zielgruppe sich durch mein Angebot und mein Umfeld angesprochen fühlt.

5.5.1 Das Profil meiner Praxis

Das Profil einer Psychotherapeutischen Praxis wird gebildet von einer ganzen Reihe Faktoren und ist so etwas wie das „Schaufenster" dieser Einrichtung – wie sie sich also auf dem (Gesundheits-)Markt präsentiert. Das ist wichtig.

denn das hängt in einem hohen Maß mit dem langfristigen „Image" einer Praxis zusammen. Und das wiederum führt dazu, welche Patienten oder Klienten langfristig in die Praxis kommen werden.

Man kann also sagen, das Profil ist der sichtbare Ausdruck der Identität einer Praxis. Neudeutsch nennt man das „Corporate Identity" (CI). Dazu zählt man alles Mögliche: Standort, Lage, Räumlichkeiten, Ausstattung, Stil, Angebot – und vor allem natürlich das, was mit den Personen zu tun hat, die in der Praxis arbeiten – also Praxisinhaber, eventuell Angestellte, Kollegen etc. Wie ist deren Ausbildung, wie ist ihr Auftreten Patienten und Zuweisern (v. a. Ärzten) gegenüber und in welche Netzwerke sie eingebunden sind. Insgesamt könnte man sagen, wie das „Standing" der Personen ist.

Das hängt natürlich auch damit zusammen, ob Sie sich zum Beispiel auf bestimmte Krankheitsbilder spezialisiert haben – oder Methoden anwenden, die nicht zu den anerkannten Richtlinienverfahren gehören.

Hinzu kommt: Viele Kassenpsychotherapeuten haben derzeit zumeist viel mehr Anfragen von Patienten, als sie selbst behandeln können, und mitunter froh sind, wenn sie Patienten an Privatpraxen weiterschicken können. Der Kontakt und die Einbindung in die richtigen Netzwerke sind also für den Erfolg einer Privatpraxis ziemlich wichtig. Wenn Sie diesen Kontakt zu der „Psychotherapieszene" vor Ort noch nicht haben, sollten Sie sich fragen, wie Sie ihn bekommen können. Vielleicht gibt es an Ihrem geplanten Standort einen Psychologenstammtisch oder ein regelmäßiges Treffen niedergelassener Psychotherapeuten?

Das Wichtigste für den langfristigen Erfolg einer Privatpraxis ist nämlich die Einbindung in diese psychosozialen Netzwerke und eine möglichst große Anzahl von Zuweisenden, die Ihnen die passenden Patienten schicken.

Da wir im Grunde mit wenigen Patienten auskommen, muss man dazu allerdings kein ausgefeiltes Werbekonzept entwickeln, sondern eine angemessene Akquise und die richtige Kontaktpflege zu wichtigen Personen hilft schon: „Die Werbung des Freiberuflers ist die Beziehungspflege" (mehr dazu siehe Kap. 8).

5.5.2 Zielgruppe(n): Mit wem will (kann/darf) ich arbeiten?

Und da spielen natürlich die Zielgruppen eine wichtige Rolle. Relativ einfach ist noch die Frage, ob man ausschließlich mit Erwachsenen, Jugendlichen und Kindern arbeiten will. Schwieriger wird es, wenn man auch Paare oder Familien behandeln oder gar Coaching oder Supervision für Unternehmen oder Institutionen anbieten will. Dahinter steht nämlich die Frage, wie hoch der Anteil von Privatversicherten und Selbstzahlern sein soll (oder muss) – oder wie sehr man sich ausschließlich auf GKV-Patienten konzentrieren will.

5.5.3 Meine Angebote

Und das sollte sich natürlich auch im Angebot der Praxis widerspiegeln: Welche(s) Angebot(e) passt zu den angezielten Klienten/Patienten? Will ich ausschließlich im klinischen Bereich tätig sein und wie hoch soll der Anteil der nichtklinischen Tätigkeit sein?

Zu den häufigsten Gründungsfehlern vieler Praxen gehört nämlich, dass die Zielgruppe zu groß und zu breit ist. Viele würden am liebsten alle Menschen als Patienten, Klienten oder Kunden ansprechen. Erfolgreich sind aber – gerade in überfüllten Märkten – vor allem diejenigen, die ein unverwechselbares Profil und ein überzeugendes Angebot vorweisen können.

Klar ist, dass viele Psychologische Psychotherapeuten sowohl im klinischen wie auch im nichtklinischen Bereich tätig sind und sein wollen. Das ist auch sinnvoll, möglich und machbar. Allerdings sollten sie sich darüber im Klaren sein, in welchem Feld sie gerade tätig sind. Denn – obwohl die Grenzlinie in vielen Arbeitsgebieten nicht immer so eindeutig ist, ist die grundsätzliche Unterscheidung zwischen klinischen und nichtklinischen Tätigkeiten wichtig. Diese Unterscheidung hat nämlich Auswirkungen in vielen Bereichen – zum Beispiel, ob die Krankenversicherung die Kosten dafür übernimmt (tut sie nur bei einem klinischen Symptom „mit Krankheitswert" oder in der Prävention und Rehabilitation).

Aber auch juristisch macht es einen Unterschied, ob Sie einem Patienten/Klienten Psychotherapie oder (allgemeinpsychologische) Beratung geben. Und selbst steuerlich kann es Auswirkungen haben. Heilkundliche Tätigkeit ist zum Beispiel von der Mehrwertsteuer befreit, im Gegensatz zu den psychologischen Tätigkeiten, die keine Behandlungen von Erkrankungen sind.

Allerdings geht es hierbei auch um die Grundfragen einer Praxisgründung: Womit will ich meine Lebensarbeitszeit verbringen? Mit welcher Klientel kann und will ich (gut) arbeiten? Wem kann ich – auch abhängig von meiner Zusatzqualifikation – hilfreich zur Seite stehen und wem nicht? Und nicht zuletzt die Frage: Wie viel Geld kann ich mit klinischer und mit nichtklinischer Arbeit verdienen?

5.5.4 Was noch – außer Psychotherapie?

„Wenn Du etwas haben willst,
was Du noch nie hattest,
musst Du etwas tun,

was Du noch nie getan hast"
(Nossrat Peseschkian).

Wie gesagt: Gerade für Psychologische Psychotherapeuten gibt es noch eine ganze Reihe Tätigkeiten, die man neben der (Kassen-)Psychotherapie ausüben kann. Dabei ist es sinnvoll, zwischen klinischer, semiklinischer und nichtklinischer Tätigkeit zu unterscheiden, da das diverse Auswirkungen (auch steuerlicher Art) haben kann.

Zu den **klinischen** Tätigkeitsfeldern (neben der Psychotherapie, die über die KV abgerechnet wird) zählt man:

- Neuropsychologie
- Frühförderung
- Klinische Psychodiagnostik
- Klinische Psychologie, klinisch-psychologische Beratung
- Notfallpsychologie
- Rehabilitation
- etc.

Nichtklinische Tätigkeiten, die man neben der Kassenpsychotherapie ausführen kann, sind vor allem:

- Coaching
- Supervision
- Onlineberatung
- Karriere-, Berufs- und Laufbahnberatung
- Mediation
- Paar-, Ehe- und Familienberatung
- Seminare, Workshops und Weiterbildungsangebote für verschiedene Berufsgruppen
- Lehrtätigkeit(en) an Universitäten, Fach(hoch)schulen, Schulen etc.

- Wirtschaftspsychologische Beratung: ABO (Arbeits-, Betriebs- und Organisationspsychologie), Unternehmens- und Institutionsberatung
- Markt-, Werbe- und Kommunikationspsychologie
- Rechtspsychologie
- Verkehrspsychologie
- Sport- und freizeitpsychologische Beratung
- Kleinere und spezielle Felder wie Arbeit mit Hochbegabten, Beratung für Senioren, Anti-Aging, Gehirnjogging, Life-Skills …
- etc.

Mitunter ist die Grenze zwischen klinischer und nichtklinischer Tätigkeit allerdings nicht ganz so trennscharf und die Übergänge sind fließend, da die Tätigkeitsfelder mitunter sowohl klinische als auch nichtklinische Aspekte haben. Deshalb nenne ich diesen Bereich **semiklinisch.** Dazu zählt auch eine ganze Reihe von sonstigen psychologischen Arbeitsfeldern:

- Gesundheitspsychologie und Prävention
- AD(H)S-Patienten
- Arbeit mit Mobbinggeschädigten
- Burnoutbehandlung
- Behandlung von Messies
- Umgang mit der eigenen Sexualität
- Lebensstilmodifikation
- Sektenaussteiger und Psychomarktgeschädigte
- Binationale Partnerschaften
- etc.

5.5.5 Corporate Design

Neben der zu meiner angestrebten Klientel passenden Praxiseinrichtung lohnt es sich gerade für Privatpraxen, über

„Corporate Design", das heißt über Benennung, Etikettierung und Designfragen genauer nachzudenken. Denn auch das stellt einen nicht zu unterschätzenden Imagefaktor dar. Schon ob man seine Praxis „Psych**ologische** Praxis" oder „Psycho**therapeutische** Praxis" nennt, macht sehr wohl einen Unterschied – auch ob man einen passenden Zusatz findet: Beispielsweise ruft zum Beispiel „Psychotherapeutische Praxis im Ärztehaus" ganz andere Assoziationen hervor als „Privatpraxis am Kurpark".

Dabei geht es hierbei nicht nur um den Praxisnamen und ein eventuell passendes Logo oder Symbol, sondern auch um die Frage, ob Praxisschild, Briefbögen, Visitenkarten und Homepage aus einem Guss sind, also zum Beispiel in der gleichen Schrift und dem gleichen Design gestaltet sind, oder ob das Design mehr oder weniger in Eigenregie zusammengestoppelt ist. Und das ist natürlich auch eine Kostenfrage: Will man alles selbst machen oder möchte man das – mitunter nicht gerade billigen – (Werbe-)Profis überlassen?

5.5.6 USP (Unique Selling Proposition): Das Versprechen der Einzigartigkeit

Will man sich von den Mitbewerbern auf dem Gesundheitsmarkt im Privatbereich abheben, dann sollte man sich über ein „Alleinstellungsmerkmal" (oder Unique Selling Proposition, USP) Gedanken machen. USP setzt sich aus folgenden Faktoren zusammen:

- **Persönlichkeit** des Praxisinhabers/der Praxisinhaberin: „Standing", Reife, Weiterbildung oder sonstige spezielle Fähigkeiten.
- **Angebotspalette:** Ist sie breit oder eng, ist sie eher heilkundlich oder nichtheilkundlich orientiert? Ist sie aufeinander abgestimmt oder ein „Bauchladen"? Gibt es

Angebote, auf die man spezialisiert ist und die niemand sonst in der Region anbietet?

- Die konkrete Praxis, also **Stil** der Praxis, Räumlichkeiten, Standort, Erreichbarkeit, Corporate Design etc.
- Ein weiterer wichtiger Bereich ist die Einbindung in die richtigen psychosozialen und beruflichen **Netzwerke.**
- Das **Wichtigste** ist allerdings: Was denkt die Zielgruppe über den/die Praxisinhaber und das Angebot? Wie ist der Ruf der Praxis und kann sich die Zielgruppe damit identifizieren?

6

Standortwahl

Inhaltsverzeichnis

> In diesem Kapitel wird dargestellt, wo ich überall meine Praxis eröffnen kann. Da einerseits Psychotherapeutische Kassenpraxen sich ausschließlich in einem von der KV genehmigten Planungsbereich niederlassen können, gilt andererseits für approbierte und HPG-Psychotherapeuten ohne Kassenzulassung die Niederlassungsfreiheit. Das heißt, sie können sich überall in Deutschland niederlassen.

Ob sie dort allerdings die richtige Klientel finden, und wie die Konkurrenz dort aussieht, ist eine andere Sache. Genau um dieses Thema geht es in diesem Kapitel.

6.1 Kassenpraxis

Wenn Sie eine Kassenzulassung haben und sich angemessen bekannt machen, werden Sie zurzeit fast überall in der BRD innerhalb von ein paar Wochen eine volle Praxis haben – so Sie genügend arbeiten (wollen und können). Die Fragen sind dann eher: Fühle ich mich an diesem Standort wohl? Arbeite ich hier gern? Finde ich hier die zu mir passenden Patienten? Fahrtweg: Wie groß ist der Abstand zwischen Wohnung und Praxis? Nicht zuletzt: Komme ich mit der Mentalität der Leute zurecht?

6.2 Privatpraxis

Dem Standort kommt aber vor allem gerade bei der Praxisgründung einer Privatpraxis eine große Bedeutung zu: Welche Personengruppen leben vor allem in der Stadt oder der Region? Sind es die „besseren Kreise", die dort wohnen – und die sich eine selbst zu finanzierende Psychotherapie (oder ein Coaching) leisten wollen und können? Lebt da vor allem die Mittelschicht? Sind es vor allem Studierende? Oder handelt es sich gar um einen „sozialen Brennpunkt"? All die Gruppen eben, die auf eine Kassenpsychotherapie per Chipkarte angewiesen sind – oder bestenfalls in der Kostenerstattung die Behandlung bezahlt bekommen?

Damit hängt natürlich auch der **Stil der eigenen Praxis** zusammen: Liegt sie in einem gemischt-normalen Gebiet, in einer 1A-Fußgängerzone, in einer feinen Villa im Park oder in einem Ärztehaus? Wie sehen Ihre Räumlichkeiten aus und wie ist der Stil Ihrer Praxis? Ist Ihr Corporate Design elaboriert und passt es zusammen (Praxisschild, Visitenkarten, Flyer, Briefbögen)? Wenn das gut miteinander harmoniert, zieht es natürlich eine bestimmte Klientel an, die sich in Ihrer Praxis auch langfristig wohlfühlt und gut über Sie und Ihre Arbeit redet. Schließlich ist Mundpropaganda die wichtigste Werbung für Ihre Arbeit.

6.3 Konkurrenzbeobachtung und Netzwerke

Gut ist, wenn Sie sich also in der Stadt und Gegend auskennen und die richtigen Fragen stellen können: Wie sieht die medizinische und psychosoziale Infrastruktur generell in der Region aus? Was wissen Sie über Ihre Mitbewerber auf dem Gesundheits- und Psychomarkt? Zum Beispiel: Wie viele Ärztliche und Psychologische Psychotherapeuten (mit und ohne Kassenzulassung) gibt es? Wie viele Heilpraktiker und sonstige Berater (z. B. aus der Esoterikszene) arbeiten hier? Wer davon ist explizit Konkurrenz – und wer könnte auch Kooperationspartner oder gar potenzieller Zuweiser sein, der Ihnen vielleicht genau die Patienten schickt, die zu Ihnen passen, mit denen er vielleicht nicht (mehr) arbeiten möchte?

6.4 Verkehrsanbindung und Parkplätze

Ein weiterer wichtiger Punkt: Wie weit sollen Ihre Patienten oder Klienten maximal fahren müssen, um zu Ihrer Praxis zu kommen? Gibt es eine gute Anbindung an öffentliche Verkehrsmittel (Zug, U-Bahn, Bus)?

Nicht zuletzt ist auch die Frage für alle Patienten, die mit dem Auto kommen, wichtig: Gibt es genügend Parkplätze (oder ein Parkhaus) in der Nähe? In eingegrenztem Maß gilt das auch für Fahrradfahrer: Kann ich mein Rad in der Nähe sicher anketten?

6.5   Checkliste

- Ist dieser Standort für meine Praxis (und die angestrebte Klientel) passend?
- Gibt es in unmittelbarer Nähe bereits ähnliche Angebote?
- Handelt es sich eher um Konkurrenten oder um (potenzielle) Kooperationspartner?
- Decke ich mit meinem Angebot den aktuellen (erkennbaren) Bedarf ab?
- Wie werde ich auf mich aufmerksam machen?
- Wie komme ich hier an die passenden Patienten?
- Wer könnte hilfreich sein, um meine Bekanntheit zu steigern (Personen/Netzwerke)?

6.6   Conclusio

Unter betriebswirtschaftlichen Gesichtspunkten funktionieren derzeit **Kassenpraxen** fast überall. Es sind eher die Fragen, die ich am Anfang des Kapitels gestellt hatte, die von Relevanz sind: Komme ich mit der (zukünftigen) Klientel klar? Passt sie zu mir – und ich zu ihr?

Bei **Privatpraxen** kommt noch etwas sehr viel Wichtigeres hinzu, denn da sieht es etwas anders aus: In vielen Regionen ist es nicht einfach, mit einer reinen privaten Psychotherapiepraxis zu überleben. Aber mit einer guten Vorbereitung, der richtigen Standortwahl, einer guten

Marktorientierung und einer zielgruppengerechten Aus-
weitung des Tätigkeitsfelds (auch in den nichtklinischen
Bereich, z. B. Coaching, Mediation, Supervision, Beratung, Seminare) und angemessenem Durchhaltevermögen
kann man es schaffen.

Allerdings – wenn man sich langfristig einen Platz auf
dem enger werdenden Gesundheitsmarkt sichern will,
sind klare Konzepte über rechtliche Situation, Marketing,
Konkurrenzanalyse und Akquisition unabdingbar (siehe
Kap. 5).

7

Praxisstruktur und Formen der Niederlassung

Inhaltsverzeichnis

Ob ich mich mit meinem psychotherapeutischen Angebot in einer Einzelpraxis niederlasse oder ob ich lieber in einer Gruppenpraxis arbeite, ist natürlich eine ganz individuelle Entscheidung. In diesem Kapitel geht es um die Vor- und Nachteile von Einzel- und Gruppenpraxen. Bei den Gruppenpraxen werden vor allem auch die gravierenden Unterschiede zwischen einer Gemeinschaftspraxis und einer

© Der/die Autor(en), exklusiv lizenziert an Springer-Verlag
GmbH, DE, ein Teil von Springer Nature 2026
W. Gross, *Wie gründe und führe ich eine
Psychotherapeutische Praxis?*, Psychotherapie: Praxis,
https://doi.org/10.1007/978-3-662-72286-2_7

Praxengemeinschaft herausgearbeitet. Außerdem werden in diesem Kapitel noch andere Formen der Niederlassung dargestellt.

Auch die Unternehmensstruktur einer Psychologischen Praxis kann von entscheidender Bedeutung für den materiellen Erfolg der eigenen Arbeit sein. Dabei gibt es eine ganze Reihe unterschiedlicher Formen der Niederlassung. Obwohl noch immer weit über die Hälfte der niedergelassenen Psychotherapeuten in Einzelpraxen tätig ist, ist die Einzelpraxis beileibe nicht die einzige Option – denn es gibt einen klaren Trend hin zu Gruppenpraxen und anderen Formen der Niederlassung.

7.1   Einzelpraxis: Einzelkämpfer

Vor- und Nachteile liegen auf der Hand. Man arbeitet „für das eigene Portemonnaie", kann nach eigenem Gusto schalten und walten und hat den alleinigen Nutzen. Alles kann man allein entscheiden – muss es aber auch. Denn man trägt die alleinige Verantwortung. Jede Form von Hilfe muss man sich von außen holen. Denn es gibt in der Praxis keine Kollegen auf Augenhöhe, mit denen man sich austauschen kann und die einen unterstützen, zum Beispiel bei „alltäglichen Niederschlägen" wie schwierigen Therapie- oder Beratungssitzungen, Umgang mit Krankenkassen oder Ablehnung von Kostenübernahmen.

Hinzu kommt: Gruppenpraxen sind unter betriebswirtschaftlichen Gesichtspunkten fast immer günstiger als Einzelpraxen. Allerdings besteht hierbei die Gefahr, dass die psychosozialen Konflikte überhandnehmen und den finanziellen Gewinn wieder relativieren.

7.2 Gruppenpraxen

Bei den Gruppenpraxen kann man mehrere unterschiedliche Niederlassungsformen unterscheiden: Die Wichtigsten sind Gemeinschaftspraxis und Praxengemeinschaft. Aber es gibt daneben noch anderen Formen der Niederlassung, die hier kurz beschrieben werden.

7.2.1 Gemeinschaftspraxis (Sozietät)

Unter einer Gemeinschaftspraxis versteht man eine Kooperationsform von Psychotherapeuten, bei der es sich um einen wirtschaftlichen und organisatorischen Zusammenschluss von mehreren Kolleginnen und Kollegen zur gemeinsamen Ausübung ihrer psychotherapeutischen Tätigkeit handelt. Alles Geld fließt bei der Gemeinschaftspraxis in einen Topf – und aus diesem Topf wird anteilmäßig an jeden Kollegen ausgezahlt.

Diese Praxisform ist juristisch gesprochen eine „**Außengesellschaft**", das heißt, sie wird **als eine wirtschaftliche Einheit** behandelt. Deswegen ist der „Ausschluss der gesamtschuldnerischen Haftung" für die Arbeit mit Patienten oder Klienten von zentraler Bedeutung, damit man nicht für die Behandlungsfehler von Kollegen mithaftet und eventuell angeklagt wird.

Wichtig ist bei dieser Form der Niederlassung ein klarer (gerichtsfester) Vertrag, der am besten von einem in diesem Feld kundigen Rechtsanwalt ausgearbeitet und mit einem Steuerberater abgesprochen ist. Übrigens: Die meisten Jobsharing-Partnerschaften sind Gemeinschaftspraxen (siehe Abschn. 14.2).

7.2.2 Praxengemeinschaft: Jeder rudert für sich

Diese Rechtsform ist ein Zusammenschluss von Einzelpraxen unter einem Dach. Das Verhältnis untereinander ist distanzierter als bei einer Gemeinschaftspraxis. Es sind mehrere selbstständige Psychotherapeuten unter einem Dach, die sich zum Beispiel gemeinsame Räume teilen.

Jeder Praxisinhaber hat seinen eigenen Verdienst, schließt seine eigenen Verträge mit seinen Klienten/Patienten und zahlt nur seinen Anteil an Miete, Telefonkosten, Büromaterial, Praxisassistentin, evtl. Putzfrau etc. an die Gemeinschaft. Juristisch nennt man es eine **„Innengesellschaft"**, da nur die Beziehungen der Kollegen untereinander schriftlich in einem Vertrag geregelt werden.

Diese Rechtsform wird häufig auch als „Praxisgemeinschaft" bezeichnet. Ich finde den Begriff „Praxengemeinschaft" klarer und eindeutiger (weil er schon im Namen aussagt, dass es sich um mehrere eigenständige Praxen handelt). Deshalb verwende ich diesen Begriff lieber.

7.3   Partner(schafts)gesellschaft

Hier handelt es sich um einen beruflichen Zusammenschluss von Angehörigen (auch unterschiedlicher) freier Berufe. So können sich zum Beispiel Psychotherapeuten mit Rechtsanwälten zusammentun, um eine Juristisch-psychologische Mediationspraxis zu begründen, oder mit Betriebswirten, die in der Unternehmensberatung und Organisationsentwicklung tätig werden.

Die Partnergesellschaft ist eine Personengesellschaft und kein Gewerbe. Im Unterschied zu einer Praxengemeinschaft haften die Partner einer Partnerschaft für die Verbindlichkeiten der Partnerschaft als Gesamtschuldner persönlich – sofern es keinen vertraglich fixierten Ausschluss der gesamtschuldnerischen Haftung gibt. Deshalb ist der Ausschluss der gesamtschuldnerischen Haftung auf jeden Fall sinnvoll.

7.4 Medizinisches Versorgungszentrum (MVZ)

Diese Form ist eine ärztlich oder psychotherapeutisch geleitete Einrichtung, in denen Ärzte und Psychotherapeuten als KV-Vertragsbehandler und/oder Angestellte tätig sind. Psychologische Psychotherapeuten können ein MVZ inzwischen auch allein leiten – sofern kein Arzt im MVZ tätig ist. Es gibt verschiedene Rechtsformen (GmbH, GbR, e. V., Partnergesellschaft) in denen MVZs gegründet werden können.

7.5 Andere Niederlassungsformen

Daneben gibt es noch eine Reihe von Möglichkeiten und Rechtsformen, sich mit einer Psychotherapiepraxis niederzulassen: Sie können mit Kollegen zusammen eine **GmbH** oder einen **eingetragenen Verein** gründen. Auch eine **Genossenschaft** oder sogar eine **kleine Aktiengesellschaft** ist möglich.

Da diese Formen der Niederlassung eher selten vorkommen (und Sie dafür ohnehin eine genauere juristische Beratung benötigen würden), kann hier nicht näher darauf eingegangen werden.

8

Akquisition und Werbung: Wie darf ich mich bekannt machen?

Inhaltsverzeichnis

> Dieses Kapitel beschäftigt sich mit dem Thema wie ich meine Patienten finde und wie meine Patienten mich finden. Es geht um Werbung und Akquisition. Wie darf ich werben – und wo sind die Grenzen? Was gibt es an Werbegesetzen und an Vorschriften in den Berufsordnungen der Psychotherapeutenkammern? Was darf auf mein Praxisschild? Was muss auf meine Homepage? Neben den

ungerichteten Werbestrategien wird im Kapitel vor allem auch über zielgerichtete Akquisitionsmaßnahmen (v. a. Kontakte zu potenziellen Zuweisern) und Einbindung in die wichtigsten Netzwerke gesprochen: Schließlich ist die Werbung des Freiberuflers die Beziehungspflege.

„Tu Gutes und rede darüber"

Spätestens wenn die Praxis eröffnet ist (besser natürlich schon vorher) fragt man sich: Wie komme ich an die passenden Klienten oder Patienten? Wie mache ich auf mich aufmerksam? Da Psychotherapeuten heilkundlich tätig sind und auch niedergelassene Psychologen einen „freien Beruf" ausüben (und kein Gewerbe sind), unterliegen beide Berufe bzgl. der Werbung bestimmten Beschränkungen.

8.1   Gesetzliche Werbebeschränkungen

Beide Berufe müssen sich nach dem **Gesetz gegen den unlauteren Wettbewerb (UWG)** richten. Es sanktioniert Werbung, die geeignet ist, „die Entscheidungsfreiheit der Verbraucher durch unangemessenen, unsachlichen Einfluss zu beeinträchtigen" (§ 4). Wettbewerbshandlungen sollen nicht gegen die „guten Sitten" verstoßen und dürfen keine „irreführenden Angaben" (§ 5) beinhalten.

Das **Heilmittelwerbegesetz (HWG)** trifft nur für heilkundlich tätige Psychotherapeuten zu. Es soll Verbraucher/Patienten (wie das UWG) vor irreführender Werbung schützen und sicherstellen, dass Werbung für Gesundheitsangebote seriös und transparent ist.

8.2 Information oder kommerzielle Werbung?

Werbung für die eigene Praxis darf also nicht irreführend sein, soll keine falschen Hoffnungen wecken oder gegen die guten Sitten verstoßen.

Seine eigene Praxis bekannt zu machen, sollte also den **Schwerpunkt Information** haben und nicht unter kommerziellen Werbeaspekten erfolgen. Und je mehr man sich mit seinem Werbeverhalten in der Nähe des Bereichs **Information** bewegt, umso geringer ist die Gefahr, dass es aufgrund der Werbung Schwierigkeiten gibt.

Die Musterberufsordnung der Bundespsychotherapeutenkammer sagt hierzu im § 23 (3) für die klinisch arbeitenden Psychotherapeuten:

„Psychotherapeuten dürfen auf ihre berufliche Tätigkeit werbend hinweisen. Die Werbung muss sich in Form und Inhalt auf die sachliche Vermittlung des beruflichen Angebots beschränken. Insbesondere anpreisende, irreführende oder vergleichende Werbung ist unzulässig. Dies gilt auch für die Darstellung auf Praxisschildern. Werbeverbote auf Grund anderer gesetzlicher Bestimmungen bleiben unberührt."

8.3 Ungerichtete Werbung vs. zielgruppengerechte Akquisitionsmaßnahmen

Wichtiger noch als große Werbestrategien mit ungerichteter Werbung – die auch immer mit immensen Streuverlusten einhergehen – sind zielgruppenorientierte Akquisitionsmaßnahmen.

Dazu zählt vor allem die Kontaktaufnahme mit **potenziellen Zuweisern,** um sich (und die eigene Praxis) bei Kollegen, Ärzten und – je nach Klientel, mit der man zukünftig arbeiten möchte – auch bei anderen Berufsgruppen wie Sozialpädagogen, Lehrern, Heilpraktikern, Rechtsanwälten und anderen bekannt zu machen.

Auch bei Beratungsstellen, Krankenhäusern und Behörden ist ein guter Bekanntheitsgrad von Vorteil und wichtig.

Ziel ist, Beziehungen aufzubauen und diese zu pflegen. Es geht im Grunde darum, dass potenzielle Zuweiser gut über die eigene Arbeit und Praxis reden. Das nennt man „Mundpropaganda" und „Imagepflege". Der zentrale Satz könnte lauten:

Die Werbung des Freiberuflers ist die Beziehungspflege.

8.4   Wie man werben darf – erster Schritt: Die Namensgebung

Hat man eine psychotherapeutische Einrichtung gegründet, muss man sich (natürlich vorher) über die Namensgebung Gedanken gemacht haben. Wichtig hierbei ist, keine unangemessenen Vorstellungen zu wecken.

Mit Approbation oder Kassenzulassung hat man die Möglichkeit, entweder eine Psychologische oder eine Psychotherapeutische Praxis zu gründen. Von der Wortbedeutung her umfasst eine Psychologische Praxis ein weiteres Feld als eine Psychotherapeutische Praxis.

In einer **Psychotherapeutischen Praxis** wird hauptsächlich Psychotherapie (Schwerpunkt: Diagnostik, klinisch-psychologische Beratung, Psychotherapie) angeboten.

Eine **Psychologische Praxis** ist vom Begriff her viel weiter gefasst: Neben Diagnostik und Psychotherapie, kann dort auch Supervision, Coaching, Unternehmensberatung, eventuell sogar rechtspsychologische oder verkehrspsychologische Beratung stattfinden.

Allerdings sollten man bei dem Begriff Praxis bleiben, da für Approbierte die Verwendung einer anderen Bezeichnung (§ 23 der Musterberufsordnung der Bundespsychotherapeutenkammer) der Genehmigung der jeweiligen Landeskammer bedarf.

8.5 Praxisschild, Homepage, Anzeigen

Laut § 23 der Musterberufsordnung der Bundespsychotherapeutenkammer ist das **Praxisschild** ein Muss. Dieses soll die für die Inanspruchnahme durch Patienten notwendigen Informationen enthalten. Es gibt keine Größenvorgaben für das Praxisschild, sollte aber Name, Titel, Sprechstunden, Telefonnummer, Internet (E-Mail und Homepage) enthalten. Das Praxisschild kann darüber hinaus bezüglich Ausmaß, Farbe, Material (Glas, Edelstahl sind zurzeit modern), Schrifttyp und Schriftgröße auch Ausdruck des persönlichen Stils sein (mehr dazu siehe „Corporate Design").

Hat man eine **Homepage** (heutzutage auf jeden Fall empfehlenswert), ist es wichtig, nicht den Werbeaspekt, sondern die sachliche Information in den Vordergrund zu stellen. Auf den ersten Klick sollte das erscheinen, was auch auf dem Praxisschild zu finden ist: Maximal sechs fachliche und/oder inhaltliche Schwerpunkte.

Hilfreich für zukünftige Klienten sind „organisatorische Hinweise", wie Sprech- und Telefonzeiten, Parkplätze, Besonderheiten (z. B. behindertengerechter Zugang) etc.

Außerdem ist die Mitgliedschaft in (zugelassenen) Praxisverbünden und deren Spezifika sinnvoll. Nach dem Telemediengesetz (TMG), § 5, sind folgende Angaben für approbierte Psychotherapeuten Pflicht:

- Name und Anschrift
- Gesetzliche Berufsbezeichnung (PP oder KJP)
- E-Mail-Adresse
- Datum der Approbation und Approbationsbehörde
- Zuständige Psychotherapeutenkammer
- Örtliches Gesundheitsamt (xxx/Deutschland)
- Sinnvoll für Kassenpsychotherapeuten: die zuständige Kassenärztliche Vereinigung (KV)

Bezüglich **Anzeigenwerbung** in Zeitungen und Zeitschriften gab es früher in den Berufsordnungen klare Vorgaben, die in den neuen Berufsordnungen jedoch nicht mehr zu finden sind. Es wird nur allgemein darauf hingewiesen, dass (bezahlte) Werbung für Freiberufler nur begrenzt erlaubt ist und sich an sachlicher Information zu orientieren habe. Im Telefonbuch und im Branchenbuch sind Anzeigen zur Präsenzwerbung ebenso möglich, wie auf Internetportalen.

8.6 Checkliste

- Wie möchte ich auf mich aufmerksam machen/wie komme ich an die richtigen Patienten?
- Habe ich mich bezüglich meiner Werbung an alle gesetzlichen Vorgaben gehalten?
- Habe ich einen passenden Namen für meine Praxis gewählt?
- Ist meine Werbung nach außen ansprechend und (gesetzes-)konform?

- Beinhaltet mein Praxisschild/meine Homepage alle notwendigen Informationen?
- Welche Personen/Netzwerke können hilfreich sein, um meine Bekanntheit zu steigern?

9

Finanzen

Inhaltsverzeichnis

© Der/die Autor(en), exklusiv lizenziert an Springer-Verlag GmbH, DE, ein Teil von Springer Nature 2026
W. Gross, *Wie gründe und führe ich eine Psychotherapeutische Praxis?*, Psychotherapie: Praxis, https://doi.org/10.1007/978-3-662-72286-2_9

Dieses Kapitel beschäftigt sich mit dem Thema Geld auf verschiedenen Ebenen: Einerseits geht es um die Frage: Was kostet überhaupt die Gründung einer Psychotherapeutischen Praxis? Woraus besteht sie eigentlich – materiell gesehen? In verschiedenen Tabellen werden die verschiedenen Bereiche minutiös nach unterschiedlichen Kriterien aufgelistet – was eine gute Basis für einen Businessplan ist. Es geht in dem Kapitel aber auch um die Frage, woher das Geld für die Praxisgründung eigentlich kommt. Dann wird der Blick auf die laufenden Kosten gerichtet: Einnahmen – Ausgaben=Überschuss. Und am Ende geht es um die wichtigste Frage: Wie viel kann ich eigentlich mit meiner Praxis verdienen?

Die Deutschen haben es nicht leicht in ihrem Umgang mit Geld. Für viele gilt immer noch der Satz: „Über Geld spricht man nicht." Und so wird nur hinter vorgehaltener Hand über Geld gesprochen und/oder es wird viel „geflunkert" – entweder wird heillos übertrieben oder – nach dem Motto „Jammern gehört zum Handwerk" – alles kleingerechnet. Ernsthaft und mit kühlem Kopf wird darüber eher selten gesprochen. Genau um dieses Thema soll es in diesem Kapitel gehen: Geld.

Für viele Psychotherapeutinnen und Psychotherapeuten ist der klare, betriebswirtschaftliche Blick auf die eigene, selbst gegründete Praxis eher ungewohnt. Viele sonnen sich wohl lieber in den angenehmen Sphären des Helferdaseins, als sich bewusst mit den Niederungen des schnöden Mammons auseinanderzusetzen. Erst wenn das

Konto allzu lange im Minus verharrt oder das Finanzamt anklopft, kümmern sich viele um die finanzielle Seite des Praxisbetriebs.

Alle selbstständigen Psychotherapeuten verbindet, dass sie bei der Praxisgründung über kurz oder lang nicht darum herumkommen werden, sich mit den (betriebs-)wirtschaftlichen Aspekten ihrer neu gegründeten Einrichtung zu beschäftigen.

Der Lebensstil und die Lebenshaltungskosten der Kollegen, die mir in den letzten Jahren in der Beratung oder den Seminaren begegnet sind, sind sehr unterschiedlich: Das ging vom jungen Existenzgründer, der als Student in einer Wohngemeinschaft (schon seit Jahren von der Finanzierung durch die Eltern) lebt und sich schon direkt nach dem Studienabschluss als Coach niederlassen wollte, über die frisch verheiratete Ausbildungskandidatin, die sich gerade anschickt, die Approbationsprüfung als Psychotherapeutin zu machen, bis hin zu dem 48-jährigen Vater von drei Kindern, der 15 Jahre in der Klinik gearbeitet hat, aber die Nase voll hat von den Rangeleien und Machtkämpfen mit den ärztlichen Kollegen und jetzt endlich seinen alten Traum von der Selbstständigkeit als Psychotherapeut verwirklichen will. All das hat natürlich einen Einfluss auf das langfristige Ziel der Gründung.

Deshalb erst mal ein paar grundsätzliche Gedanken zum Thema Finanzen. Denn wenn man über die monetären Aspekte einer Psychologischen Praxis spricht, ist es gut, das Thema in drei Bereiche zu gliedern:

- Gründungsinvestition und Finanzierung
- Laufende Einnahmen – Ausgaben = Überschuss (vor Steuern)
- Honorargestaltung

9.1 Gründungsinvestition und Finanzierung

Eine Praxisgründung ist immer auch mit einem gewissen Risiko behaftet. Allerdings – je mehr Informationen Sie über die Marktsituation Ihrer zu gründenden Praxis haben, umso klarer ist auch die Risikoabwägung: Lohnt die Praxisgründung an diesem Ort oder ist sie vielleicht zu risikoreich?

Spätestens an dieser Stelle zeigt sich, wie sehr die einzelnen Bereiche (Standortwahl, Praxisprofil, Marketing, Werbung, Akquise, Finanzierung etc.) miteinander vernetzt sind. Diese Themen werden ja vertieft an anderen Stellen des Buchs dargestellt und behandelt.

Natürlich kann man nur selten alles am grünen Tisch – direkt und sofort – im Blick haben und gleich zu Beginn der Selbstständigkeit umsetzen bzw. berücksichtigen. Manche Bereiche wie zum Beispiel die Akquise von Patienten oder die Einbindung in die entsprechenden Psychotherapeutennetzwerke brauchen einfach etwas mehr Zeit. Andere wie die Anschaffung eines abschließbaren Aktenschranks, einer guten Telefonanlage, eines passenden Abrechnungssystems oder eines Chipkartenlesegeräts müssen von Kassenpsychotherapeuten direkt zum Praxisbeginn umgesetzt werden.

Die Räume sind nun gemietet und eingerichtet, das Schild hängt, die Akquise hat begonnen und die ersten Klienten oder Patienten sind schon da gewesen. Jetzt geht es um den finanziellen Erfolg Ihrer Bemühungen, also darum, die Einnahmen den Ausgaben gegenüber zu stellen, um unterm Strich eine (hoffentlich) positive Bilanz zu erzielen.

Um diesem Ziel ein Stück näher zu kommen, ist es hilfreich, auf folgende Fragen eine Antwort zu finden:

- **Wie viel** kann ich mit meiner Praxis verdienen?
- **Wie viel** muss ich **arbeiten,** um meinen Lebensstil zu finanzieren?
- Wer ist **meine Klientel,** wer sind „**meine Geldgeber**" (KV, Krankenkassen, Privatpatienten, Selbstzahler)?
- Was habe ich an **laufenden Kosten?**
- **Gewinn:** Wie viel Geld bleibt übrig?

9.1.1 Planung

Manchmal bringt es mehr,
eine Stunde über Geld nachzudenken,
als einen Monat für Geld zu arbeiten.
(J. D. Rockefeller)

Sie können die Zukunft zwar nicht voraussehen – Sie können aber versuchen, sie in Ihrem Sinne zu beeinflussen, und dazu zählt eine gute Planung. Und diese gelingt besonders gut, wenn Sie den Markt, auf dem Sie sich bewegen, gut kennen, also gute **Marktforschung** (siehe Abschn. 5.4) betrieben haben:

- Wie viele Mitbewerber habe ich in der direkten (und weiteren) Nachbarschaft?
- Aus welchen Berufsgruppen (Ärzte, Psychotherapeutinnen, Psychologen, Pädagoginnen, freie Berater etc.) sind diese?
- Wie gut ist deren Angebot?
- Wodurch unterscheide ich mich von Mitbewerbern (Alleinstellungsmerkmal/USP)?
- Was sind die Stärken meiner Praxis? Was die Stärken meiner Konkurrenten?
- Wie kann ich mir meine Stärken bewusst machen, diese bewerben und so auf mich aufmerksam machen?

Auch das sind Punkte, die in dem vorzubereitenden **Businessplan** (siehe unten) Berücksichtigung finden sollten.

9.1.2 Wie viel kostet die Gründung einer Psychotherapeutischen Praxis?

Die Frage, die viele vor allem interessiert: Wie viel kostet die Gründung meiner eigenen Praxis? Klar gibt es darauf keine für alle Gründer gültige und eindeutige Antwort. Schließlich hängt diese Antwort von einer ganzen Reihe von Faktoren ab: eigene Ansprüche, Stilfragen, Standort, angestrebte Klientel …

Deswegen kann man zwar keine fixe Summe benennen, die für alle Praxisgründer zutrifft, aber immerhin einen Rahmen, in dem sich die Kosten der Praxisgründung bei den meisten Kolleginnen und Kollegen bewegen:

Wenn ich auf meine Erfahrungen der letzten Jahre zurückblicke, kann ich sagen, dass bei über 80 % aller Psychotherapeutischen Praxen, die mir in Seminaren oder Einzelberatungen begegnet sind, die Kosten für den Aufbau und die Gründung einer Psychologischen (Einzel-) Praxis zwischen **5000** und **50.000 €** liegen. Nur wenige Praxen liegen mit ihren Gründungskosten darunter oder darüber.

Wenn wir das jetzt einmal (auf der Ausgabenseite ausdifferenziert) etwas genauer betrachten, kann man bei den folgenden Tabellen zu Ergebnissen kommen, die einen Eindruck davon vermitteln, wie detailliert die Planung getrennt nach Behandlungszimmer, Wartezimmer, Büro und Teeküche aussehen kann. Bei kleineren Praxen gibt es vielleicht keine Teeküche oder der Büroteil ist in den Praxisraum integriert und es gibt eventuell kein regelrechtes Wartezimmer, sondern nur eine Wartezone.

9.1.3 Der betriebswirtschaftliche Blick

Zur Erklärung: In den folgenden Tabellen ist mit *„Kosten minimal"* die sparsame und vorsichtige Ausstattungsvariante gemeint.

Da vieles auch mit Stilfragen zusammenhängt, ist unter der Spalte *„Kosten optimal"* so etwas wie eine reichliche und großzügige Praxiseinrichtung dargestellt.

Unter der Spalte *„schon vorhanden"* ist all das zu finden, was man schon hat und zum Beispiel aus seinem Privatvermögen in das Praxisvermögen einbringt.

Natürlich ist es auch abhängig von der persönlichen finanziellen Situation, wie viel man für einzelne Einrichtungsgegenstände ausgeben möchte (und kann).

Allerdings lohnt es sich, schon am Anfang die Frage zu stellen, ob es wirklich gut ist, zunächst zu „kleckern" und zum Beispiel einfachere und billigere Sessel zu kaufen, die zwar anfangs das Budget weniger belasten, aber dafür vielleicht auch nur ein paar Jahre halten. Oder ob es nicht besser ist, hier direkt zu „klotzen" und sich gleich etwas Hochwertigeres anzuschaffen. Immerhin verbringt man auf den besagten Sesseln und Stühlen einen Großteil seiner Arbeitszeit. Und da sollte man auch die Auswirkungen einer vor allem sitzenden Tätigkeit auf Gelenke und Rücken immer mit im Blick haben.

9.1.3.1 Praxisausstattung

Die gesamte Praxisausstattung wird hier aufgeteilt dargestellt zwischen dem eigentlichen Praxisraum, dem Wartezimmer, dem Büro und der eventuellen Teeküche (Tab. 9.1, 9.2, 9.3).

Klar – das ist eine ziemliche Spannbreite, die – wie gesagt – in einem hohen Maß auch zusammenhängt mit

Tab. 9.1 Praxisraum

Praxisausstattung 1 Behandlungszimmer/ Praxisraum	Sofort nötig	Schon vorhanden	Kosten minimal	Kosten optimal
2–3 Sessel	x		500 €	5000 €
Couch	x		400 €	3000 €
Stühle (eventuell auch für Gruppen)	x		200 €	1800 €
Beistelltisch	x		50 €	300 €
Schränke	x		200 €	1500 €
Regale			250 €	800 €
Teppich(e)		x	100 €	1000 €
Bilder	x		100 €	500 €
Sonstige Raumdekoration		x	100 €	1000 €
Flipchart/Whiteboard/ Tafel			100 €	300 €
CD-/DVD-Player		x	x	500 €
Video (evtl. Kamera)			x	500 €
Tests	x		300 €	1500 €
Therapiematerialien	x		200 €	500 €
Therapiebedarf	x		50 €	300 €
Fachliteratur	x		100 €	500 €
Werbeschild (außen)	x		100 €	400 €
Werbematerial (Flyer, Visitenkarten, Briefbogen etc.)	x		200 €	1000 €
Sonstiges			200 €	2000 €
Kosten (Praxisraum):			*3150 €*	*21.900 €*

Stilfragen, Standortwahl, geplanter Zielgruppe, mit der ich arbeiten möchte.

Natürlich ist es auch abhängig von der persönlichen finanziellen Situation, wie viel man für einzelne Einrichtungsgegenstände ausgeben kann und möchte.

Man sollte dabei aber auch genau überlegen, was neu angeschafft werden muss oder was man eventuell aus dem privaten Bestand in den Praxisbestand überführen kann. Ist zum Beispiel die Anschaffung eines neuen

Tab. 9.2 Wartezimmer

Praxisausstattung 2 Wartezimmer/-zone	Sofort nötig	Schon vorhanden	Kosten minimal	Kosten optimal
2–4 Stühle		x	250 €	600 €
Beistelltisch	x		50 €	300 €
Garderobe	x		200 €	500 €
Schränke		x	200 €	1000 €
Regal		x	100 €	300 €
Prospektablage/ Lesematerial			x	200 €
Kosten (Wartezimmer):			*800 €*	*2900 €*

Computers direkt jetzt notwendig oder kann ich den alten gegebenenfalls auch noch ein weiteres Jahr nutzen und diese Investition etwas hinauszögern, zum Beispiel, um mein Konto nicht über Gebühr in die roten Zahlen rauschen zu lassen oder Steuern zu sparen?

Wichtig in der Zeit der Praxisgründung ist, dass Sie neben laufenden Kosten auch einen **Puffer für Unvorhersehbares** von 10–25 % eingeplant haben sollten.

Es bleibt noch zu erwähnen, dass es bei der Einrichtung der Praxis empfehlenswert ist, eine **Inventarliste** zu erstellen. Nicht nur für den Übertrag der Gegenstände aus dem Privatvermögen in das Betriebsvermögen (der nicht undokumentiert „einfach so" vollzogen werden sollte), sondern auch für den Versicherungsfall ist es schließlich wichtig, eine Aufstellung dessen zu haben, woraus Ihre Praxis materiell besteht.

9.1.4 Laufende Kosten

Während man Investitionen (meistens zumindest) nur einmal tätigt, sind die laufenden Kosten etwas, das einen

Tab. 9.3 Büro + Teeküche

Praxisausstattung 3 Büro + Teeküche	Sofort nötig	Schon vorhanden	Kosten minimal	Kosten optimal
Schränke	x		200 €	1000 €
Regale		x	100 €	300 €
Schreibtisch	x		200 €	800 €
Schreibtischstuhl	x		100 €	400 €
Computer, Chipkartenlesegerät, Abrechnungsprogramm etc.	x		1000 €	2000 €
Internet	x		50 €	100 €
Telefon	x		50 €	50 €
Kühlschrank			x	300 €
Herd			x	300 €
Mikrowelle			x	200 €
Tisch			x	100 €
Stühle			x	100 €
Kosten (Büro + Teeküche):			*1700 €*	*5600 €*
Kosten (gesamt):			*5650 €*	*30.400 €*

Selbstständigen solange begleitet, wie die „Institution Praxis" existiert. Deswegen lohnt es hier, ganz genau zu rechnen.

Wenn Sie zum Beispiel bei der Monatsmiete den Vermieter um 50 € runterhandeln können, haben Sie im Jahr 600 € gespart und (da Psychotherapeutische Praxen eher selten umziehen) in zehn Jahren 6000 €.

Neben der Miete und den Mietnebenkosten sind außerdem (laufende) Kosten für den Praxisbedarf (Büromaterial, Telefon, Homepage, Dekoration), die berufliche Weiterentwicklung (Fachliteratur, Weiterbildung, Supervision), Reisekosten (Auto, Bewirtung, Bahn), ggf. Personalkosten und allgemeine Gebühren ([Praxis-]Versicherungen, Bankgebühren, Steuern) zu berücksichtigen.

Ziel ist natürlich, dass Sie möglichst schnell den „**Break-even-Point**" erreichen. Das ist der Punkt, ab dem Ihre Einnahmen die laufenden Kosten übersteigen.

Spätestens dann stellt sich die Frage, wie viel ich arbeiten muss, um meinen Lebensstil und die Praxis finanzieren zu können. Denn das hängt neben dem Profil meiner Praxis, meinen individuellen Bedürfnissen und Wünschen auch entscheidend davon ab, wer meine Klientel ist – bzw. wer meine Geldgeber sind (KV, Krankenkassen, Privatpatienten, Selbstzahler, Institutionen, Firmen).

Diese Unterteilung sollte auch im Businessplan ihren Ausdruck finden.

9.1.5 Businessplan

Nicht nur um sich selbst klarzumachen, wie sich das eigene Projekt Psychotherapiepraxis betriebswirtschaftlich darstellt, sondern vor allem auch, um professionell und überzeugend gegenüber potenziellen Geldgebern (z. B. Banken) auftreten zu können, ist die Erstellung eines Businessplans empfehlenswert. Dieser sollte neben Angaben zur Person und Qualifikation die geplanten Einnahmen und Ausgaben detailliert gegenüberstellen. Er sollte klar strukturiert, übersichtlich, allgemeinverständlich und aussagekräftig sein. Und er sollte nicht weniger als zehn Seiten, aber auch nicht mehr als 25 Seiten lang sein. Der Businessplan sollte enthalten:

- Geschäftsidee und die Planung der Umsetzung
- Rechtsform (v. a. bei Gruppenpraxen)
- Eigenes Angebot (USP)
- Beschreibung des Markts: Wie sieht die Wettbewerbssituation vor Ort aus?

- Marketing und Akquise
- Beschreibung der Zielgruppe
- Preissituation
- Finanzierung der Praxisgründung
- Rentabilitätsvorschau: Einnahmen – Ausgaben = Überschuss

Bei der Erstellung des Businessplans ist es gut, sich die allgemeinen Ziele wirtschaftlichen Handelns bewusst zu machen. Denn sie helfen zu verstehen, wie die Praxis auch langfristig gut überleben kann. Man kann sie im Wesentlichen in drei Punkten zusammenfassen:

9.1.6 Liquidität, Rentabilität und Sicherheit

- Unter **Liquidität** versteht man die kurz-, mittel- und langfristige Zahlungsfähigkeit. Wenn Sie Miete, Nebenkosten, Kreditzinsen, Steuern und andere laufende Kosten und nötige Investitionen nicht mehr bezahlen können, dann droht der Konkurs bzw. die Insolvenz.
- **Rentabilität** meint den angemessenen materiellen Erfolg Ihrer beruflichen Tätigkeit. Eine gewisse Höhe der Einnahmen ist schließlich die Grundlage für Ihren privaten Lebensunterhalt und die Weiterentwicklung Ihrer Praxis.
- Liquidität und Rentabilität sind also wesentlich für das aktuelle Bestehen Ihrer Praxis und damit verantwortlich für das, was unter „**Sicherheit**" als drittem – langfristigen – Ziel zusammengefasst ist.

9.1.7 Woher kommt das Geld?

Genauso wichtig: Wie finanziere ich all das, was ich brauche? Anders formuliert: Woher kommt das Geld? Ist es unter Umständen nötig, einen Kredit aufzunehmen? Habe ich privat angesparte Reserven, die ich mit einbringen kann, oder ist es möglich Fördermöglichkeiten zu beantragen und zu nutzen? Bei der Suche nach Antworten auf diese Fragen kann eine **Existenzgründungs- und Aufbauberatung** ebenso helfen wie die Teilnahme an einem **Seminar** (z. B. „**Praxisgründung und Niederlassung in der Psychotherapeutischen Praxis**").

In einer guten **Einzelberatung für Praxisgründer** werden diese dabei unterstützt, mit kühlem Kopf zu rechnen, damit bei den anfallenden Kosten und Einnahmen auch wirklich nichts übersehen wird und die Praxisgründer später nicht unangenehm überrascht werden.

9.1.7.1 Eigenmittel, Fremdmittel, Fördermittel

Ganz allgemein fußt die Finanzierung auf drei Säulen:

- **Eigenmittel** (Geld, verwertbare Sachmittel aus dem Privatvermögen, Eigenleistungen …)
- **Fremdmittel** (Kredite, z. B. von Banken oder Darlehen anderer Art)
- **Fördermittel** sind ein Unterpunkt der Fremdmittel (z. B. von der Kreditanstalt für Wiederaufbau (KfW)

Hier ein paar Links zu wichtigen Internetseiten aus diesem Bereich (alle 11.9.2025):

- https://www.kfw.de/inlandsfoerderung/Privatpersonen/Gr%C3%BCndung-und-Nachfolge/
- www.Gruendungszuschuss.de
- https://www.deutschland-startet.de/foerdermittel/
- Kostenfreier Fördermittelcheck für Ihr Vorhaben
- Existenzgründungsportal – Startseite

9.2   Ein – Aus = Über: Geplante Einnahmen und laufende Ausgaben

Es lohnt auch für KV-Zugelassene, sich Gedanken darüber zu machen, was es bedeutet, langfristig „marktfähig" zu werden oder zu bleiben. Konkret heißt das, sich Gedanken über oftmals ungeliebte Fragen zu machen, wie:

- **Minimale Einnahmen:** Wie hoch müssen meine Einnahmen sein, damit sich meine Psychotherapiepraxis auch langfristig trägt und ich genügend in meine Altersversorgung einzahlen kann („Unternehmerlohn")?
- **Maximale** (besser: optimale) **Einnahmen:** Wie viel kann ich eigentlich maximal in meiner (Kassen-)Praxis verdienen (Erhöhung der Einnahmen, Kostenreduktion)?
- **Finanzamt:** „Du sollst das Honorar nicht vor der Steuer loben": Was bleibt wirklich übrig von dem, was ich einnehme?
- **Absicherung:** Welche (Praxis-)Versicherungen benötige ich?

9.2.1   Kassensätze

Nach dem Psychotherapeutengesetz und der sozialrechtlichen Zulassung der ersten Psychologischen Kassenpsychotherapeuten im Jahr 1999 betrug damals das von der KV zu bezahlende Honorar für die 50-minütige Psychotherapiesitzung ca. 80 € (damals noch in DM).

Über verschiedene Honorarerhöhungen der letzten 25 Jahren lag im Jahr 2025 der Betrag bei 116,63 € (für die genehmigte Psychotherapiesitzung von 50 min. Nicht mitgerechnet bestimmte Zuschläge für bestimmte kontingentierte Leistungen). In über 25 Jahren immerhin eine Steigerung von ca. 40 %.

9.2.2 MiniMax

Für einen Überblick, wie viel man für ein bestimmtes Einkommen auf jeden Fall arbeiten muss bzw. wie viel man maximal verdienen kann, können folgende Formeln hilfreich sein:

> **mini**male Stundenzahl x **mini**male Vergütung = minimale Einnahmen
> **maxi**male Stundenzahl x **maxi**male Vergütung = maximale Einnahmen

Abhängig von den Lebenshaltungskosten und dem individuellen Lebensstil ist es individuell unterschiedlich, wie viel an Honorar der Einzelne auf jeden Fall verdienen will, kann oder muss.

Was die Verdienstmöglichkeiten betrifft, gibt es zum Teil große Unterschiede zwischen dem klinischen und dem nichtklinischen Bereich. Werfen wir zunächst einen genaueren Blick auf den klinischen Bereich.

9.2.3 Modellrechnung: Maximal ausgelastete Praxis

Man geht davon aus, dass in einer **maximal ausgelasteten** KV-Praxis ein Psychotherapeut bzw. eine Psychotherapeutin in der Woche insgesamt durchschnittlich 50 h tätig ist.

Da die PTs einen relativ hohen Anteil an unbezahlter (oder schlecht bezahlter) Arbeit haben (bei der Praxisgründung rechnet man für die Anfangszeit mit 12–14 h pro

Woche für Büroarbeiten, Telefonate, Büroarbeiten, Akquise, Berichte schreiben …), geben die PTs in der Woche maximal 36 Psychotherapiesitzungen. In der Modellrechnung tun sie das 43 Wochen im Jahr – die restlichen Wochen fallen auf Urlaub, Fort-/Weiterbildung und Krankheiten.

Im Jahr sind das also 36 PT-Sitzungen × 43 Wochen = 1548 („verkaufte" Sitzungen). Da auch immer wieder Sitzungen ausfallen, rechnen wir (abgerundet) mit 1500 verkauften Sitzungen. In 2025 bekommt der PT von der gesetzlichen Krankenkasse pro Sitzung 116,63 €.

In der groben Modellrechnung sind das also 1500 Sitzungen × 116,63 € = 174.945 € jährliche Einnahmen (gerundet: **175.000 €**) – wohl gemerkt bei einer *maximal ausgelasteten* Praxis. Das sind natürlich nur grobe Zahlenschätzungen, da man zum Beispiel für die probatorischen Sitzungen, die ja schlechter bezahlt werden, davon noch einen gewissen Betrag abziehen müsste.

An Praxiskosten kann man – abhängig von der betriebswirtschaftlichen Vorbereitung und den eigenen Ansprüchen – zwischen 12.000 und 36.000 € an laufenden Kosten pro Jahr abziehen (Kosten pro Monat: 1000–3000 €). Das ist also, was man als Psychotherapeut mit einer reinen Kassenpraxis *maximal* vor Steuern verdienen kann. Wie gesagt – es handelt sich hierbei um eine grobe Rechnung, die durch eine ganze Reihe Faktoren beeinflussbar sind. (Wenn man z. B. noch eine Reihe Privatpatienten hat, kann sich das Einkommen verändern).

Davon gehen dann alle weiteren berufsbezogenen und privaten Ausgaben ab – inklusive aller privaten Versicherungen (Kranken-, Renten-, Unfall- …). Da das deutsche Steuerrecht hochkomplex ist, ergibt sich daraus dann der jeweilige Betrag vor Steuern.

Aus Untersuchungen weiß man, dass nur 5–10 % der Kassenpsychotherapeuten 36 h pro Woche durchführen, sondern die **meisten Vollzeitpraxen arbeiten durchschnittlich zwischen 22 und 28 Therapiesitzungen** pro Woche (800–1200 Sitzungen pro Jahr).

9.2.4 Checkliste

- Wie soll es bei Ihnen aussehen?
- Wie viele Therapiestunden werden Sie durchschnittlich pro Woche geben?
- Mit wie viel schlecht (oder unbezahlter) Arbeit rechnen Sie?
- Wie wird es in der Anfangsphase sein?
- Wie soll es später aussehen?
- Was können Sie delegieren oder „outsourcen"?

9.2.5 Privatpraxis: Klinische und nichtklinische Tätigkeitsfelder

Für **klinisch arbeitende Privat**praxen gibt es **keine** KV-ähnliche Rechnung und die Unterschiede zwischen den einzelnen Privatpraxen sind sehr groß. Da gibt es einerseits Praxen, die genauso ausgelastet sind wie KV-Behandler und (durch höhere Privathonorare) mitunter sogar mehr verdienen als die Kassenpraxen. Andererseits sind mir Kollegen begegnet, deren Privat- oder Kostenerstattungspraxis schon seit Jahren vor sich hindümpelt – was ganz unterschiedliche Gründe hat (falsche Standortwahl, keine gute Netzwerkarbeit, schlechte Akquise etc.).

9.2.6 Exkurs: Honorargestaltung im nichtklinischen Bereich

Was die Kalkulation der Honorare angeht, gibt es einen großen Unterschied zwischen den klinischen und den nichtklinischen Arbeitsfeldern. Während die Honorare im Bereich der Kassenpsychotherapie fest sind und auch nicht verhandelbar (Orientierungsrahmen: EBM), ist die Honorargestaltung im Privatpraxisbereich eine sensibel anzugehende Thematik. Dabei ist noch mal zu unterscheiden zwischen einem ausschließlich im heilkundlich-klinischen Bereich tätigen Psychotherapeuten (da ist die GOP der passende Orientierungsrahmen) und den Kolleginnen und Kollegen, die teilweise (oder ganz) im nichtklinischen Bereich (Coaching, Supervision, Organisationsberatung etc.) zu Gange sind. Denn dort gibt es keinen allgemeingültigen Orientierungsrahmen, sondern es ist ein reines Marktgeschehen, bei dem Angebot und Nachfrage eine wichtige Rolle spielen.   Und dabei geht es natürlich nicht nur um die Honorarhöhe der einzelnen Einheit, sondern auch darum, wie viel der „Markt hergibt", wie viele Einheiten ich also an meine Patienten/Klienten „verkaufen" kann – vorausgesetzt, ich habe die richtigen gefunden.

Im **nichtklinischen Bereich** werden sehr unterschiedliche Honorare gezahlt, abhängig unter anderem von der Branche, den einzelnen Unternehmen und der Hierarchieebene, auf der man tätig ist, und nicht zuletzt von dem eigenen Standing und dem Image, das man in der entsprechenden Zielgruppe hat.

Blue Chips

Bei sogenannten **Blue Chips** werden die höchsten Honorare gezahlt. Dafür muss allerdings auch alles „top" sein, gestylt und perfekt. Man muss höchsten Ansprüchen genügen, was manche Kollegen dazu verleitet zu sagen, man bekomme dort kein Honorar, sondern „Schmerzensgeld".

Blue Chips sind Unternehmen von besonders hohem Wert. Beispiele dafür sind: Deutsche Bank, Lufthansa, Daimler/Mercedes, SAP etc.

Die **Stundenhonorare** bewegen sich dort zwischen 150 und 500 €, die **Tagessätze** (für Seminare, Trainings etc.) zwischen 1500 und 5000 € – oft auch abhängig davon, für welche Personengruppe (und auf welcher Ebene der Firmenhierarchie) man die Veranstaltungen anbietet und wie viel an Vorbereitung dafür notwendig ist. In diesem exklusiven Bereich sind nicht allzu viele Kollegen langfristig zu Gange.

Mittlerer Bereich

Vor allem in **Großunternehmen, Mittelstand, neueren kleineren Unternehmen,** staatlichen Einrichtungen etc. werden Stundenhonorare von 100–250 € und Tagessätze von 800–2500 € bezahlt. Hier sind die meisten Coaches, Supervisoren und Unternehmensberater tätig.

Sozialbereich

Zum **Sozial- und Gesundheitsbereich** zählen vor allem soziale Träger, Gewerkschaften, Kirchen, Institutionen aus dem Gesundheitsbereich, Volkshochschulen, Selbsthilfegruppen etc. Da liegen die Honorare oft auf der Ebene von Kassenpsychotherapiesätzen – manchmal auch darunter. Eine Vielzahl von Supervisoren und Organisationsberatern arbeiten in diesem Bereich.

Woher weiß ich, wie viel ich an Honorar verlangen kann?

Manche Kollegen machen gerade im nichtklinischen Bereich gute Erfahrungen mit einer **Honorarspanne** und der

Differenzierung der Honorare. Das heißt, sie bieten unterschiedliche Angebote zu unterschiedlichen Preisen für unterschiedliche Klienten oder Kunden an.

Auf jeden Fall sollte Ihnen klar sein, was Ihr Mindesthonorar ist, unter dem sie auf keinen Fall arbeiten werden. Manchmal ist es besser, gar kein Honorar zu nehmen und (z. B. für Selbsthilfegruppen) das Ganze **„pro bono"** (für das Gute, für die Gemeinschaft) als Spende oder kostenlos zu machen, als sich mit Dumpinghonoraren das eigene Image kaputt zu machen. Ganz abgesehen davon, dass Sie damit auch Ihr „soziales Gewissen" beruhigen können.

9.2.7   Einnahmen – Ausgaben = Überschuss

Einen Eindruck davon, woran sie bei der Berechnung Ihrer Einnahmen und Ausgaben denken sollten, soll Ihnen die nachstehende Tabelle vermitteln. Füllen Sie die Listen sorgfältig aus, damit Sie einen Überblick über Ihre laufenden Kosten und Einkommen haben. Denn dann können Sie zum einen sehen, wie viel Ihres Geldes wohin fließt, wann die quartalsmäßigen Ausgaben- und Einnahmenspitzen sind oder wann Sie besonders auf ein gut gefülltes Konto achten müssen (z. B. wenn das Finanzamt anklopft). Zum anderen können Sie dann auch überlegen, wo es Einsparpotenzial gibt. Und Sie können recht schnell den „Break-even-Point" (siehe oben) erkennen (Tab. 9.4).

Wenn Sie von Ihren Praxiseinnahmen die Praxisausgaben abziehen, kommen Sie zu dem Jahresergebnis Ihrer Bemühungen (und zwar aufgeschlüsselt nach Quartalen). Man nennt das den Überschuss – genauer gesagt, den **„Überschuss vor Steuern"**. Das ist der Betrag, den Sie versteuern müssen, um den reinen Gewinn zu erhalten, also der Betrag, mit dem Sie wirtschaften können – beruflich wie privat.

Tab. 9.4 Prognoseplanung

Einnahmen	1. Quartal	2.Quartal	3.Quartal	4.Quartal
Jahr				
Psychotherapie				
Supervision				
Coaching				
Seminare				
Nichtklinischer Bereich				
Sonstige Einnahmen				
Praxiseinnahmen (gesamt):				
Ausgaben				
Miete				
Mietnebenkosten				
Reparaturen				
Sonstige Raumkosten				
Raumkosten (gesamt)				
Büromaterial				
Telefon, E-Mail, Internet, Fax, Homepage				
Porto				
Dekoration				
Sonstiges				
Praxisbedarf (gesamt)				
Fachliteratur				
Therapiematerial, Tests, Spiele				
Supervision				
Beratung				
Fort- und Weiterbildung				
(Mitglieds-)Beiträge, Spenden				
Berufliche Weiterentwicklung (gesamt)				
Reisen				

(Fortsetzung)

Tab. 9.4 (Fortsetzung)

Einnahmen	1. Quartal	2.Quartal	3.Quartal	4.Quartal
PKW (Kilometer, Benzin)				
PKW (Wartung)				
Bahn, Flug, Taxi				
Bewirtung				
Sonstige Reisekosten				
Reisekosten (gesamt)				
(Praxis-)Versicherungen				
Bankgebühren				
Zinsen				
Steuern				
Gebühren (gesamt)				
Angestellte: Gehalt, Lohn				
Freie MA, Aushilfe, Putzfrau				
Lohnsteuer				
Sozialabgaben				
Personal (gesamt)				
Werbung				
Anzeigen				
Mailings				
Telefonate				
Persönliche Kontaktaufnahme				
Repräsentation				
Werbung (gesamt)				
Verschiedenes				
Absetzung für Abnutzung (AfA)				
Geringwertige Güter (GwG)				
Praxisausgaben (gesamt):				

(Fortsetzung)

Tab. 9.4 (Fortsetzung)

Einnahmen	1. Quartal	2.Quartal	3.Quartal	4.Quartal
Praxiseinnahmen (gesamt):				
Einnahmen – Ausgaben = Überschuss				

Welche Arten von Steuern Sie für welche erbrachten Leistungen abführen müssen und welche Versicherungen für Sie als selbstständiger Psychotherapeut sinnvoll und notwendig sind, siehe Kap. 10 und 11.

10

Steuern

Inhaltsverzeichnis

In diesem Kapitel geht es um das Thema Steuern. Welche Steuern müssen wir zahlen – und welche nicht (Einkommensteuern, Umsatzsteuern, Lohnsteuern, Gewerbesteuern)? Was haben wir für Pflichten dem Finanzamt gegenüber – und welche Rechte haben wir? Außerdem geht es um die Frage, wie man den passenden Steuerberater findet.

© Der/die Autor(en), exklusiv lizenziert an Springer-Verlag GmbH, DE, ein Teil von Springer Nature 2026
W. Gross, *Wie gründe und führe ich eine Psychotherapeutische Praxis?,* Psychotherapie: Praxis,
https://doi.org/10.1007/978-3-662-72286-2_10

„Du sollst das Honorar nicht vor der Steuer loben.“

Steuern sind nicht unbedingt etwas, was die meisten von uns mit großem Enthusiasmus zahlen. Für viele ist das Finanzamt nicht gerade „Freund und Helfer“ – wie auch, wenn man einen nicht unbeträchtlichen Teil seiner Einnahmen an den Staat abführen muss. Durchschnittlich ist das bei den besserverdienenden Freiberuflern immerhin ca. ein Drittel ihres Einkommens (34 %), das sie an Steuern abführen müssen.

10.1 Rechte und Pflichten

Ein Psychotherapeut hat zwei Pflichten dem Finanzamt gegenüber: Zum einen ist das die **Auskunftspflicht**: Dem Finanzamt muss Auskunft über alle finanziellen Angelegenheiten gegeben werden. Zum zweiten die **Pflicht, Steuern zu zahlen** – und beides rechtzeitig und korrekt.

Auf der anderen Seite gibt es jedoch auch Rechte, zum Beispiel das **Recht**, bis zur Grenze des steuerrechtlich Erlaubten alle Möglichkeiten auszuschöpfen, um Steuern zu sparen. Allerdings: Was unter juristischen Gesichtspunkten legitim ist, muss moralisch nicht unbedingt einwandfrei sein – und umgekehrt.

10.2 Steuerarten

Folgende Steuerarten sind für niedergelassene Psychotherapeuten und Psychologen von Bedeutung:

- Einkommensteuer
- Umsatzsteuer/MwSt.
- Lohnsteuer
- Gewerbesteuer

10.2.1 Einkommensteuer

Wichtigste Steuer für Selbstständige ist die Einkommensteuer. Sie wird jährlich von den Gesamteinnahmen eines freiberuflichen Psychotherapeuten erhoben.

Das deutsche Einkommensteuergesetz (EStG) unterscheidet sieben Einkunftsarten:

- Aus selbstständiger Arbeit
- Aus unselbstständiger Arbeit
- Aus Kapitalvermögen
- Aus Vermietung und Verpachtung
- Aus einem Gewerbebetrieb
- Aus Land- und Forstwirtschaft
- Sonstige Einkünfte

Jede Einkunftsart wird in der Steuererklärung getrennt erfasst und die Summe aller Einkünfte ergibt das Einkommen, welches dann zu versteuern ist. Bei den meisten neugegründeten Psychotherapeutischen Praxen wird die finanzielle Bedeutung der einzelnen Bereiche sich in dieser absteigenden Rangfolge bewegen.

10.2.2 Umsatzsteuer

Zweite wichtige Steuer für freiberufliche Psychologen ist die Umsatzsteuer (ist identisch mit der Mehrwertsteuer), allerdings nur für die *nicht* **klinischen** Tätigkeiten – also zum Beispiel Supervision, Coaching, Beratung. Denn heilkundliche Tätigkeiten (wie Psychotherapie) sind mehrwertsteuerbefreit. Daneben gibt es auch für eine ganze Reihe von anderen psychologisch-pädagogischen Tätigkeiten die Möglichkeit einer Mehrwertsteuerbefreiung. Da dieser Bereich sehr komplex ist, ist häufig eine

Einzelfallprüfung notwendig, zum Beispiel, wenn man Seminare, Vorträge oder Ähnliches für institutionelle Anbieter durchführt.

Für Kleinunternehmer besteht zudem die Möglichkeit einer Umsatzsteuerbefreiung (nach dem Umsatzsteuerbefreiungsgesetz § 19), wenn Sie im letzten Kalenderjahr in diesem Bereich nicht mehr als 25.000 € an mehrwertsteuerpflichtigen Einnahmen hatten und im laufenden Kalenderjahr voraussichtlich nicht mehr als 100.000 € verdienen werden.

10.2.3 Lohnsteuer

Lohnsteuer muss in einer Psychologischen Praxis nur dann gezahlt werden, wenn man jemanden anstellt – dies wird in der Gründungsphase wahrscheinlich eher selten der Fall sein.

10.2.4 Gewerbesteuer

Psychotherapeutinnen und Psychologen müssen keine Gewerbesteuer zahlen, da sie kein Gewerbebetrieb sind. Es sei denn, es wird zum Beispiel das eigens konzipierte Entspannungstraining auf CD, DVD oder Kassette verkauft oder eine sonstige gewerbliche Tätigkeit betrieben. (Dies kann nicht ganz ungefährlich sein, da es – wenn dieser Bereich nicht klar von der freiberuflichen Tätigkeit getrennt ist – zu einer „Infektion" der Freiberuflichkeit kommen kann.)

10.3 Wie findet man den richtigen Steuerberater?

In Deutschland gibt es über 86.000 Steuerberater. Sie sind – wie Psychotherapeuten und Psychologen – Freiberufler, die ebenfalls Werbeeinschränkungen unterliegen. Es gibt nicht viele Steuerberater, die sich mit Psychotherapeutischen Praxen auskennen, es werden jedoch langsam mehr.

Wie findet man nun den richtigen? Man kann sich zum Beispiel mit der Bitte um Empfehlungen an Kollegen wenden oder den Deutschen Steuerberaterverband e. V. um Rat fragen.

Entscheidend ist, dass man Vertrauen in die Kompetenz des Steuerberaters hat und „die Chemie stimmt". Um selbst auch mehr über die betriebswirtschaftliche Seite der eigenen Praxis zu lernen, empfiehlt es sich häufig, gerade zu Anfang erst einmal keine „Rundumversorgung" beim Steuerberater in Auftrag zu geben, sondern die betriebswirtschaftlichen Aspekte der Praxis selbst im Blick zu haben.

11

Versicherungen

Inhaltsverzeichnis

In diesem Teil des Buchs geht es um die oft ungeliebten Versicherungen. Es wird differenziert zwischen den privaten (personenbezogenen) und den beruflichen Versicherungen. Auch die Abgrenzung zu den Sach-/Habenversicherungen wird beschrieben. Außerdem werden die Versorgungswerke für Psychotherapeuten kurz dargestellt. Am Ende gibt es eine Checkliste zu der Frage: Passt diese Versicherung überhaupt für mich?

Auch der Bereich Versicherungen zählt sehr wahrscheinlich nicht zu den Themen, mit denen man sich als Praxisgründer allzu gerne beschäftigt. Trotz allem sind Versicherungen (nicht nur) für Praxisgründer unabdingbar, denn es geht um Risikomanagement.

Drei Arten von Risiken kann man unterscheiden:

1. Risiken, die man als Schicksal hinnehmen muss (z. B. Älterwerden)
2. Risiken, die aus eigener Kraft bewältigt werden können, sollen oder müssen (vorsichtiges Verhalten, gesunder Lebensstil …)
3. Risiken, die man versichern kann

Für Praxisgründer sind alle Risiken relevant, die versichert werden können. Dabei ist es sinnvoll, zwischen **privaten und beruflichen Versicherungen** zu unterscheiden. Außerdem sollte immer zwischen personenbezogenen Risiken und Sach-/Habenrisiken differenziert werden.

11.1 Personenbezogene Versicherungen (privat)

Zu den **personenbezogenen (zumeist privaten) Risiken** zählen Krankheit und Pflege, Alter und Tod sowie Unfall und Arbeit.

- **Krankheit + Pflege:** Die entsprechenden Versicherungen dazu sind Krankenversicherung, Pflegeversicherung, Kranken(haus)tagegeldversicherung.

- **Alter + Tod:** Hier greifen Lebensversicherung und Rentenversicherung, aber auch die Hinterbliebenenversorgung. Dazu zählen für approbierte Psychotherapeuten auch die Versorgungswerke.
- **Unfall + Arbeit:** Hier sind relevant Berufsunfähigkeitsversicherung und Unfallversicherung (privat + beruflich).

11.1.1 Exkurs: Versorgungswerke für Psychotherapeuten

Es gibt in Deutschland für Psychotherapeuten insgesamt vier Versorgungswerke, bei denen alle approbierten Psychotherapeuten Mitglieder werden können. Generell kann man sagen: Jeder Euro ins Versorgungswerk ist besser angelegt, als wenn er bei der Deutschen Rentenversicherung (DRV) landet (sofern Sie eine Wahl haben). Hier sind die vier PT-Versorgungswerke nach den einzelnen Landespsychotherapeutenkammern aufgelistet:

- Hessen, Hamburg, Bremen, Niedersachsen, Rheinland-Pfalz https://www.p-v-w.eu/ (9.8.2025)
- Nordrhein-Westfalen, Baden-Württemberg, Ostdeutsche Psychotherapeutenkammer https://www.ptv-nrw.de/ (9.8.2025)
- Bayern, Saarland (Bayerischen Versorgungskammer (Bayer.Ingenieurversorgung- „mit Psychotherapeutenversorgung") Bayerische Psychotherapeutenversorgung > Home (9.8.2025)
- Schleswig–Holstein https://www.pksh.de/mitglieder/versorgungswerk-der-pksh/ (9.8.2025)

11.2 Sach-/Habenrisiken: Berufsversicherungen

Die wichtigsten **Sach-/Habenrisiken** sind

- **Schäden + Haftpflicht:**
  Im *beruflichen* Bereich ist **unabdingbar eine Berufs-haftpflichtversicherung.**
  Dann kann es sinnvoll sein, eine **Praxiseinrichtungs-versicherung** (abhängig von Wert und Alter der Praxiseinrichtung) zu haben. Ob Sie auch eine **Be-triebskostenversicherung** (die bei Krankheit die laufenden Betriebskosten absichert) und eine **berufliche Rechtschutzversicherung** (die meist ziemlich teuer ist) abschließen, hängt von Ihrem Sicherheitsbe-dürfnis ab.
  Es geht bei den Sachversicherungen aber auch um Versicherungen im *privaten* Bereich, vor allem um die Privathaftpflichtversicherung, die Wohngebäude-, die Hausrat-, die Autoversicherung etc.

Der Wunsch nach Sicherheit führt nicht selten in die Überversicherung und somit zu unnötigen Ausgaben. Da von Versicherungsvertretern und -maklern oft mit der Angst des Versicherten gespielt wird, lohnt es sich, eine Checkliste durchzugehen, bevor man eine Versicherung abschließt.

11.3 Checkliste: Versicherungen

- Ist die Versicherung wirklich nötig?
- Ist der Versicherungsumfang klar und passt der De-ckungsschutz?

- Sind alle meine Fragen beantwortet? (Habe ich alle Fragen der Versicherung beantwortet?)
- Liegt ein schriftliches Angebot vor?
- Habe ich Vergleichsangebote eingeholt?
- Ist die ausgehandelte Prämie schriftlich fixiert?
- Ist die Versicherungssumme o.k.?
- Ist der Versicherungsbeginn klar?
- Ist die Vertragsdauer angemessen?
- Habe ich eine vorläufige Deckungszusage?

Weiterführende Informationen:
www.bundderversicherten.de
www.rentenberater.de

12

Praxisorganisation und Praxisalltag

Inhaltsverzeichnis

> In diesem Kapitel geht darum, wie man seine Praxis am besten arbeitseffizient organisiert und wie man seinen Praxisalltag am besten gestaltet. Konkret wird gesprochen über Zeitmanagement, Erreichbarkeit für Patienten, Arbeitsvereinfachung und über Hilfsmittel, die die Arbeit

© Der/die Autor(en), exklusiv lizenziert an Springer-Verlag GmbH, DE, ein Teil von Springer Nature 2026
W. Gross, *Wie gründe und führe ich eine Psychotherapeutische Praxis?*, Psychotherapie: Praxis,
https://doi.org/10.1007/978-3-662-72286-2_12

erleichtern: Computer, Chipkartenlesegeräte etc. Außerdem werden die wichtigsten Abrechnungsprogramme zur Kassenabrechnung dargestellt und ein Ausblick auf den zukünftigen Einfluss der KI (künstliche Intelligenz) auf die Organisation der Psychotherapeutischen Praxis gegeben.

Wenn die Praxis gegründet ist, geht es vor allem auch darum, die alltäglichen Orgaarbeiten so weit wie möglich zu optimieren. Wie strukturiere ich meinen Arbeitsplatz so, dass er möglichst effizient ist, aber auch zu mir und meinen Fähigkeiten, Vorlieben und Grenzen passt?

12.1 Zeitmanagement

Bin ich eher jemand, der lieber in Blockzeiten intensiv arbeitet und dann lieber längere Pausen hat (oder gar einen ganzen arbeitsfreien Tag)? Oder bin ich ein „Marathonist", dem es besser gefällt, wenn er zwischen den einzelnen Sitzungen eine längere Pause (z. B. von 30–40 min) hat, um die vergangene Sitzung noch mal gründlich zu reflektieren und sich auf die nächste Sitzung besser einstimmen zu können?

Da gibt es kein richtig oder falsch, sondern die Frage ist, was passt besser zu mir, meinem Arbeitsstil und meiner sonstigen Lebenssituation?

Natürlich ist so etwas auch abhängig von Praxisstruktur (Einzel- oder Gruppenpraxis) und den Vorgaben der KV, was die minimalen Öffnungszeiten betrifft, die man ja auch immer im Blick haben muss.

12.2 Erreichbarkeit

Wie wichtig ist es mir, dass ich für meine Patenten erreichbar bin und auch potenziell zukünftige nicht durch zu geringe Erreichbarkeit abschrecke, weil sie immer nur mit dem Anrufbeantworter (AB) kommunizieren müssen.

Auf jeden Fall sollten Sie mindestens **zwei unterschiedliche Telefonzeiten** (besser drei) haben, an denen Sie persönlich zu sprechen sind. Diese Telefonzeiten sollten Sie sowohl auf dem AB wie auch auf Ihrer Homepage kommunizieren.

Der Vorteil der heutigen Zeit, in der sich überall die digitalen Netzwerke ausbreiten, ist, dass Sie mit einer Rufumleitung über Ihr Handy überall erreichbar sind (oder zumindest sein können, wenn Sie es denn wollen). Deswegen ist es meistens günstiger, wenn Sie (statt oder neben Ihrer Praxisfestnetznummer) auch eine Praxishandynummer eingerichtet haben. Das kann Ihnen zum Beispiel helfen, die von der KV erwarteten telefonischen Sprechzeiten auch unabhängig von den Praxisanwesenheitszeiten zu erfüllen.

Wenn Sie mit Ihren Patienten über E-Mail im Internet kommunizieren, achten Sie bitte auf die Vorgaben der DSGVO (Datenschutz-Grundverordnung). Diese ist eine EU-Verordnung, die den Schutz personenbezogener Daten innerhalb der Europäischen Union regelt (https://dsgvo-gesetz.de/ , 11.9.2025).

Für die meisten Kollegen gehört es heutzutage dazu, auch eine eigene Praxishomepage zu haben (mehr dazu siehe Kap. 8). Um die DSGVO-Vorgaben zu erfüllen und die Situation möglichst unkompliziert zu halten, ist es sinnvoll, die Homepage nur als eine Art „Schaufenster" zu benutzen, aber nicht darüber mit Patienten zu kommunizieren. Der E-Mail-Kontakt zu Patienten geschieht besser unabhängig von der Homepage.

12.3 Arbeitsvereinfachung und Hilfsmittel

Sie benötigen heutzutage bei der Praxisgründung auf jeden Fall einen gut funktionierenden Computer, der idealerweise auch einen geschützten Zugang zum Internet hat. Da dieser Zugang (selbst mit „Firewall") selten wirklich sicher ist, arbeiten eine ganze Reihe Kollegen inzwischen auch mit zwei Geräten:

1. Praxisinterner, abgeschotteter Computer
2. Gerät mit Internetzugang

Wenn Sie eine Kassenzulassung haben, kann das (mitunter wegen Problemen mit LANR, Chipkartenlesegerät, Konnektoren etc.) zu nicht gerade seltenen Störungen der Telematikinfrastruktur führen, die zu regelrechten Zeitfressern und Energieräubern werden können. Vor allem die Erreichbarkeit der Hotlines der verschiedenen Abrechnungsprogramme am Quartalsende kann zu einer regelrechten Qualveranstaltung werden.

12.4 Exkurs: Abrechnungsprogramme für KV-Praxen und Privatpraxen

Es gibt im Bereich der Abrechnungsprogramme für Psychotherapeuten (neben mehreren kleineren Anbietern) fünf größere Softwareunternehmen, die sich den Großteil des Markts teilen:

- Elefant (Hasomed) 31 %
- Psyprax (GmbH) 24 %
- Epikur (Software GmbH) 19 %

- Smarty (New Media Company) 15 %
- Psychodat (Ergosoft) 5 %

Es würde zu weit führen, über die Unterschiede zwischen den Programmen zu besprechen. Meiner Einschätzung nach sind die Programme (sowohl was die Qualität als auch was den Preis angeht) ziemlich ähnlich.

Der Knackpunkt ist fast immer die Erreichbarkeit der jeweiligen Hotlines – vor allem am Quartalsende, wenn die KV-Abrechnungen erstellt werden müssen.

Für Privatpraxen sind Abrechnungsprogramme nicht unbedingt nötig. Es gibt aber von den meisten Anbietern dafür auch abgespeckte Abrechnungs- und Orgaprogramme.

12.5 Orgaoptimierungen: Standardisierung und Formulare

Je länger Ihre Praxis existiert, umso mehr werden Sie als Inhaber bestimmte **Orgabereiche standardisieren**, zum Beispiel indem sie selbst **eigene Formulare** entwickeln oder die von Kollegen, Berufsverbänden und Krankenkassen vorzufindenden Formulare für Ihren eigenen Bereich so modifizieren, dass sie für Ihre Praxis passen.

12.6 Mitarbeiter

Natürlich können Sie auch eine **Mitarbeiterin oder einen Mitarbeiter** entweder anstellen oder auch als freien MA beschäftigen: Das können PTAs (Psychologisch-technischer Assistenten) sein oder auch eine Sekretärin, die Ihnen die lästige Orgaarbeit abnimmt.

12.7 Der zukünftige Einfluss von künstlicher Intelligenz (KI) auf die Praxisorganisation

Es gibt inzwischen eine ganze Reihe Softwareentwickler, die versuchen, mit KI die Organisation von Arzt- und Psychotherapiepraxen zu optimieren. Wie sich das in den nächsten Jahren entwickeln wird, ist noch nicht absehbar. Aber ich bin sicher – vieles davon wird kommen. Hier ein paar Beispiele:

Praxissoftware für Psychotherapeuten | RED medical
https://lucoyo.de/
Software für Therapeuten & Privatärzte – Patientify.io | Patientify.io
(alle: 11.9.2025)

13

Qualitätsmanagement, Dokumentation und Aufbewahrung

Inhaltsverzeichnis

In diesem Kapitel werden die Themen Qualitätsmanagement, Dokumentation und Aufbewahrung thematisiert. Während Qualitätsmanagement vor allem für Kassenpsychotherapeuten wichtig ist, sind die Themen Dokumentation und Aufbewahrung auch für freie Privatpraxen

© Der/die Autor(en), exklusiv lizenziert an Springer-Verlag
GmbH, DE, ein Teil von Springer Nature 2026
W. Gross, *Wie gründe und führe ich eine
Psychotherapeutische Praxis?*, Psychotherapie: Praxis,
https://doi.org/10.1007/978-3-662-72286-2_13

relevant – gleichgültig, ob sie ausschließlich im psychotherapeutischen Bereich tätig sind oder auch in nichtklinischen Tätigkeitsfeldern.

Auch bei diesem Thema zeigt sich wieder ein gravierender Unterschied zwischen einer Psychotherapeutischen Kassenpraxis und einer Privatpraxis: Während es in der nichtklinisch arbeitenden Praxis zwar auch Vorschriften für die Dokumentation von Beratungssitzungen und die Aufbewahrung von Klientenakten gibt, sind diese aber sehr viel weniger streng als in der Psychotherapeutenpraxis – vor allem, wenn der Inhaber eine Kassenzulassung hat. Denn dort gibt es das Qualitätsmanagement (QM), an dem sich die PTs zu orientieren haben.

13.1 QM für Kassenpraxen

Kaum jemand liebt es und trotzdem kommt das Qualitätsmanagement (QM) auf viele Inhaber einer Psychotherapeutischen Praxis zu. Denn für alle kassenzugelassenen Psychotherapeuten, die in der Regelversorgung mit gesetzlichen Krankenkassen abrechnen, ist QM inzwischen verpflichtend. Seit Januar 2005 ist vom Gesetzgeber vorgeschrieben, dass alle Praxisinhaber mit KV-Zulassung (sowohl Ärzte wie Psychotherapeuten) ein sogenanntes praxisinternes Qualitätsmanagementsystem einführen und fortlaufend pflegen müssen. Für den medizinischen und psychotherapeutischen Bereich hat der Gemeinsame Bundesausschuss (G-BA) Richtlinien für ein praxisinternes Qualitätsmanagement festgelegt. Danach muss jede Ärztliche und Psychotherapeutische Praxis innerhalb von drei Jahren nach Gründung ein QM-System implementieren. In der Richtlinie zur Einrichtung eines Qualitätsmanagementsystems des Gemeinsamen Bundesausschusses (G-BA) vom 17.12.2015 heißt es dazu:

> „Die Kassenärztlichen Vereinigungen fordern mindestens 2,5 % zufällig ausgewählte Vertragsärztinnen und Vertragsärzte zu einer schriftlichen Darlegung des erreichten Umsetzungsstandes des einrichtungsinternen Qualitätsmanagements ihrer Praxis auf (S. 9)."

Es handelt sich bei QM um verschiedene organisierte Maßnahmen, die zum Ziel die Verbesserung von Prozessen oder Leistungen haben. Dadurch soll ein qualitativ hochwertiges ärztliches und psychotherapeutisches Angebot für die Bevölkerung geschaffen werden.

Man kann sagen, QM-Systeme in der Psychotherapie sind umfassende Anleitungen und Instrumente zur Führung und fortlaufenden Optimierung Psychotherapeutischer Praxen oder Einrichtungen. Im Einzelnen versteht man darunter: **Strukturqualität, Prozessqualität** und **Ergebnisqualität.**

13.1.1 Strukturqualität

Die Strukturqualität bezieht sich auf Bereiche wie materielle Rahmenbedingungen des Therapiesettings und Personalausstattung. Darunter fallen zum Beispiel:

- **Fachliche Voraussetzungen** (gute Ausbildung der Praxisinhaber und der Mitarbeiter, entsprechende Qualifikationsnachweise wie Approbation, Kassenzulassung etc.)

- **Praxisvoraussetzungen/Therapierahmen** (räumliche und materielle Ausstattung, Lage, Betriebsablauf und Praxisorganisation, Kooperation, Erreichbarkeit etc.)

13.1.2 Prozessqualität

Die Prozessqualität bezieht sich auf die Durchführungsbedingungen von Diagnostik und Therapie, man könnte sagen, wie ein Patient durch die Psychotherapiepraxis läuft: von der telefonischen Kontaktaufnahme, über Erstgespräch und Diagnostik, bis zur Durchführung und Beendigung der Psychotherapie.

Relevante Aspekte sind dabei zum Beispiel Supervision, theoretische Reflexion, Fort- und Weiterbildung, das heißt Bedingungen, die geeignet sind, eine hohe Qualität im Prozess der psychotherapeutischen Versorgung zu gewährleisten (vgl. z. B. §§ 15,16 Berufsordnung sowie Fortbildungsordnung der Psychotherapeutenkammer Berlin).

13.1.3 Ergebnisqualität

Die Ergebnisqualität beschreibt, inwieweit die Therapie die Erreichung der gewünschten Ziele geschafft oder dazu beigetragen hat. Im Bereich Evaluation bietet es sich an, auf Vorlagen bzw. Vorschläge der Kammern, der einzelnen Berufs- bzw. Fachverbände, einschlägige Fachliteratur oder auf selbst entwickelte Vorlagen zurückzugreifen.

Dabei geht es zum Beispiel im Bereich der **Patientenversorgung** um die Ausrichtung der Versorgung an fachlichen Standards und Leitlinien, aber auch um die Strukturierung von Behandlungsabläufen, um Patientenorientierung, Patientenmitwirkung, Patientensicherheit etc.

Im Bereich der **Praxisführung/Mitarbeiter/Organisation** sollen die Verantwortlichkeiten klar geregelt werden. Das Praxismanagement soll ebenso optimiert werden wie die internen und externen Kommunikationsprozesse.

Dazu werden Qualitätsziele festgelegt, umgesetzt und überprüft. Prozess-, Ablaufbeschreibungen und Durchführungsanleitungen werden erstellt. Außerdem soll es Patientenbefragungen, Beschwerde- und Notfallmanagement und vieles andere geben, die umfassend dokumentiert werden. In der Musterberufsordnung der Bundespsychotherapeutenkammer heißt es dazu:

> „§ 16 Qualitätssicherung: (1) Psychotherapeuten sind dafür verantwortlich, dass ihre Berufsausübung aktuellen Qualitätsanforderungen entspricht. Hierzu haben sie angemessene, qualitätssichernde Maßnahmen zu ergreifen. (2) Dies schließt gegebenenfalls entsprechende Maßnahmen für Mitarbeiter ein. (3) Psychotherapeuten müssen diese Maßnahmen gegenüber der Kammer nachweisen können."

In den Richtlinien des Gemeinsamen Bundesausschusses (G-BA) wurde zudem festgelegt, dass ein solches System fortlaufend aktualisiert bzw. korrigiert oder angepasst werden soll. Alle neu niedergelassenen Kollegen haben ab dem Zeitpunkt der Niederlassung drei Jahre Zeit, sich mit den Fragen rund um QM vertraut zu machen, sich für ein System zu entscheiden und dieses praxisintern umzusetzen und dann kontinuierlich weiterzuentwickeln.

Dabei wird von folgenden Phasen der Umsetzung ausgegangen:

1. Planung
2. Umsetzung
3. Überprüfung

Daran schließt sich auch hier die Phase der fortlaufenden Weiterentwicklung des praxisinternen Qualitätsmanagements an. Mehr dazu siehe https://www.g-ba.de/richtlinien/87/ (11.9.2025)

In Qualität steckt für viele Kolleginnen und Kollegen auch das Wort Qual. Und so kann man schon jetzt viele Kolleginnen und Kollegen, die sich in einer psychotherapeutischen Praxis niederlassen wollen, stöhnen hören.

Aber keine Sorge: Es ist nicht so schlimm, wie es sich anhört, und es wird nicht so heiß gegessen, wie es gekocht wird. Es ist nicht einfach, aber es ist handhabbar. Und wenn man QM ernst nimmt und nicht nur formal abhakt, macht es auch Sinn. Denn man lernt seine Praxis aus einem anderen Blickwinkel anzuschauen und angemessene Strukturen und Lösungen zu entwickeln. Außerdem gibt es inzwischen eine Vielzahl von verschiedenen QM-Systemen, die zum Teil für Psychotherapiepraxen umgestrickt worden sind. Die bekanntesten sind:

- **QEP** – Qualität und Entwicklung in Praxis (KBV) https://www.kvhessen.de/qualitaetsmanagement/qep (11.9.2025)
- **KPQM** – KV Westfalen-Lippe https://www.kvwl.de/kpqm (11.9.2025)
- **EFQM** – Basismodell von QM https://efqm.org/de/ (11.9.2025)

13.2 QM für Psychologische und Psychotherapeutische Privatpraxen

Qualitätsmanagement ist für Psychotherapeutische **Privatpraxen** und für den **nichtklinischen Bereich** derzeit nur empfohlen, also noch nicht verpflichtend. Natürlich sollte auch dort die Praxis hohen Qualitätsstandards entsprechen und der Inhaber sollten qualitätssichernde Maßnahmen ergreifen.

13.3 Dokumentation

Wichtige Unterpunkte zu dem Thema Qualitätsmanagement sind die Bereiche Dokumentation und Aufbewahrung. Diese treffen allerdings nicht nur für KV-Behandler zu, sondern auch für Psychotherapeutische Privatpraxen und für Praxen im nichtklinischen Bereich.

Für manche klingt es vielleicht banal – aber es gibt immer wieder Verstöße gegen diese Grundregel: Psychotherapeuten müssen ihre Arbeit dokumentieren.

Die **Dokumentationspflicht** (§ 630 f. Bürgerliches Gesetzbuch [BGB]) findet sich in allen Berufsordnungen (§ 10) ebenso wie in den Bundesmantelverträgen (§ 57).

Allerdings bewegt man sich mit der Dokumentation in einem Spannungsfeld: Einerseits muss jeder seine Arbeit dokumentieren, andererseits muss er den **Datenschutz** beachten. Das heißt, von der Datenerhebung über die Verarbeitung, Speicherung der Patientendaten und die Weitergabe (an wen darf ich welche Daten mit welcher Erlaubnis weitergeben?) bis hin zur Löschung ist der Praxisinhaber verantwortlich.

Die Dokumentation hat folgende Funktionen:

- Die Wichtigste ist die **Informationsgrundlage im Behandlungsprozess.**
- Außerdem ist das **Einsichtsrecht** des Patienten von Relevanz.
- Zum dritten hat die Dokumentation **Beweisfunktion** (z. B. bei einer evtl. Wirtschaftlichkeits-/Plausibilitätsprüfung oder gar einem Gerichtsprozess).

Dokumentation konkret

Abhängig von Ihrer konkreten Arbeit ist es sinnvoll, gegebenenfalls folgende Bereiche zu dokumentieren:

- **Anfangsdiagnostik** (Anamnese, Diagnose, Tests): im PT-Bereich notwendig für die **Antragsstellung.**
- **Verlaufsdiagnostik** (Stundenprotokolle): Für die Erstellung von **Verlängerungsberichten** ist das unabdingbar. Dazu zählen auch
- Therapeutische Maßnahmen, Verlauf, Ergebnis
- Therapeutische „Anordnungen": Hausaufgaben, gegebenenfalls auch
- Zwischenfälle, Verweigerungen, Beschwerden und sonstige Befunde
- Außerdem ist eine **Abschlussdiagnostik** meist sinnvoll.

Im KV-Bereich ist eine Abschlussmeldung an die Krankenkasse meistens nötig oder macht zumindest Sinn.

Und manche Kollegen machen nach einem gewissen Zeitraum sogar eine **Katamnese.**

13.4 Aufbewahrungspflichten

Praxisinhaber müssen die Daten so aufbewahren, dass Unbefugte keinen Zugang dazu haben. Das sollte zum Beispiel in einem abschließbaren Schrank geschehen (es muss nicht unbedingt ein Stahlschrank sein, aber der ist natürlich meist sicherer als ein Holzschrank). Die Aufbewahrungspflicht betrifft auch alle elektronisch abgespeicherten Daten, die ebenfalls vor dem Zugriff Unbefugter geschützt werden müssen.

Es gibt bestimmte Zeiten, wie lange die Patientendaten aufbewahrt werden müssen:

- Für objektive Daten in der Regel **zehn Jahre** nach Beendigung der Behandlung
- Danach ist eine **Vernichtung** möglich. Allerdings sollten die Daten (auch die elektronischen) dann nicht mehr rekonstruierbar sein

In der Musterberufsordnung der Bundespsychotherapeutenkammer   https://api.bptk.de/uploads/Muster_Berufsordnung_der_B_Pt_K_412a6bcb36.pdf (11.9.2025) kann Genaueres dazu nachgelesen werden.

Besonders ist darauf zu achten, dass eine zeitnahe Dokumentation stattfindet, sodass die weitere Behandlung des Patienten erfolgen kann. Schon ein Zeitraum von mehreren Tagen zwischen Behandlung und Dokumentation kann bedenklich sein. Im Fall, dass eine Dokumentation erst Wochen oder gar Monate später stattgefunden hat, ist damit zu rechnen, dass eine Beweislastumkehr zugunsten des Patienten erfolgt. Das hieße, dass der Psychotherapeut beweisen muss, dass die Behandlung tatsächlich entsprechend der „verspäteten" Dokumentation auch wirklich stattgefunden hat.

14

Übernahme einer Psychotherapeutischen Praxis

Inhaltsverzeichnis

Dieses Kapitel beschäftigt sich mit der Übernahme einer bestehenden psychotherapeutischen Kassenpraxis durch einen Nachfolger. Es werden die Kriterien und die Art und Weise beschrieben, wie der Kauf und Verkauf einer Kassenpraxis passiert. Außerdem wird dargestellt, was das Jobsharing ist und wie es dazu helfen kann, eine PT-Praxis zu übernehmen. Das Gleiche wird auch für die Entlastungs-/Sicherstellungsassistenz dargestellt.

Es gibt über das Thema Übernahme einer Psychotherapeutischen Kassenpraxis viele Gerüchte. Deswegen das

© Der/die Autor(en), exklusiv lizenziert an Springer-Verlag
GmbH, DE, ein Teil von Springer Nature 2026
W. Gross, *Wie gründe und führe ich eine
Psychotherapeutische Praxis?*, Psychotherapie: Praxis,
https://doi.org/10.1007/978-3-662-72286-2_14

Wichtigste zuerst: Sie können keinen Kassen**sitz** kaufen (die Verleihung ist das genuine Recht des jeweiligen Landes-KV-Zulassungsausschusses). Sie können aber eine psychotherapeutische **Kassenpraxis** kaufen – und an dieser „hängt" der KV-Sitz.

14.1 Kauf und Verkauf einer PT-Praxis

Das Prozedere läuft folgendermaßen: Wenn eine Kollegin oder ein Kollege seine selbstständige psychotherapeutische Arbeit beenden (oder stark reduzieren) will, kann er seine gesamte (oder auch nur seine halbe) Kassenpraxis an eine eventuelle Nachfolgerin verkaufen. Er schließt also schriftlich einen privatrechtlichen Vertrag mit der Nachfolgerin ab.

Dann gibt er dem Zulassungsausschuss der jeweiligen Landes-KV seinen Sitz zurück.

Der Zulassungsausschuss veröffentlicht dann diese Information im entsprechenden KV-Medium.

Auf diesen Sitz muss sich dann die (potenzielle) Nachfolgerin bewerben. Wenn alles gut läuft, spricht der Zulassungsausschuss dann der Wunschnachfolgerin den KV-Sitz zu.

Was sich hier so einfach anhört, ist in Wirklichkeit ziemlich kompliziert und mit einer ganzen Reihe Fallstricken versehen, da sich auf diesen Sitz auch noch andere Interessenten bewerben können, mit denen der geplante Nachfolger dann in Konkurrenz tritt. Um darauf näher einzugehen, fehlt hier leider der Platz.

Die Preise für den Kauf einer PT-Praxis sind stark abhängig davon, in welcher Region die Praxis liegt und wie stark die Unterversorgung im jeweiligen Planungsbereich ist. In 2025 spricht man von Preisen zwischen 10.000 und 120.000 €.

Auf jeden Fall ist es sinnvoll, diesen Prozess von einem Juristen, der sich in diesem Feld auskennt, begleiten zu lassen – von der Ausarbeitung eines fachgerechten Vertrags bis zum Termin beim Zulassungsausschuss.

14.2 Jobsharing

Jobsharing ist die Durchführung einer Gemeinschaftspraxis, bei der es einen Seniorpartner gibt, der einen Teil seiner Praxis an einen Juniorpartner abgibt.

Es braucht dazu einen längeren, von Fachjuristen ausgearbeiteten Vertrag, in dem festgelegt wird, wie viel Prozent der Praxis er an den Junior weitergibt:

Das können im ersten Jahr 30 % sein, im zweiten Jahr 50 % und im dritten Jahr 70 %.

Jobsharing ist also eine gute Möglichkeit für einen älteren Kollegen oder eine ältere Kollegin, über verschiedene Stufen die Praxis abzugeben und sich so allmählich aus dem Berufsleben zu verabschieden.

Ein Jobsharing ist antragspflichtig bei der KV, die es genehmigen muss:

Der Juniorpartner muss seinen Eintrag im Arzt-/PT-Register vorlegen. Senior- und Juniorpartner müssen der gleichen Berufsgruppe angehören und müssen im gleichen PT-Richtlinienverfahren approbiert sein. Die beiden haben ab Beginn des Jobsharings nur eine Praxisadresse und nur eine Abrechnungsnummer.

Wenn der Juniorpartner fünf Jahre im Jobsharing ausgeharrt hat, wird er bevorzugt, wenn der Seniorpartner seinen Sitz ganz abgibt. Wenn er zehn Jahre im Jobsharing bleibt, bekommt er nach diesen zehn Jahren eine eigene KV-Nummer.

14.3 Entlastungs-/ Sicherstellungsassistenz

Wenn jemand im KV-System einen Entlastungs- oder Si-cherstellungsassistenten beantragt, muss das begründet werden. Gründe können sein: Schwangerschaft, Erzie-hungszeiten, eigene Krankheiten und soziale Gründe.

Die Sicherstellungsassistenz ist zeitlich befristet auf ma-ximal drei Jahre. Es kann dabei (vor allem bei den sozialen Gründen und den eigenen Erkrankungen) zu wiederkeh-renden Prüfungen kommen, in denen belegt werden muss, dass die Gründe weiterhin vorhanden sind. Wenn man länger als Entlastungsassistent in einer Praxis tätig war, ist das oft von Vorteil, wenn man später den Sitz übernehmen will.

Die verschiedenen Landes-KVen handhaben das regio-nal sehr unterschiedlich. Auch die Anteile des Kostensat-zes, die der Praxisinhaber dem Entlastungsassistenten in Rechnung stellt, können – abhängig von den eigenen In-vestitionen und dem Stil der Praxis – sehr unterschiedlich ausfallen. Durchschnittlich sind es zwischen 30 und 50 % dessen, was der Assistent für die Praxis erwirtschaftet.

15

Die Zukunft der Psychotherapeutischen Praxis: Was eine Praxis (betriebswirtschaftlich) erfolgreich macht

Im letzten Kapitel des Buchs wird das Thema Zukunft der ambulanten Psychotherapeutischen Praxis behandelt – mit und ohne Kassenzulassung. Es werden die Kriterien dargestellt, die eine PT-Praxis (betriebswirtschaftlich) erfolgreich machen. Außerdem wird – quasi als Warnhinweis – eine Reihe von möglichen Fehlern aufgelistet, die man vermeiden sollte, wenn man erfolgreich selbstständig bleiben will.

Da wir in der aktuellen Verfasstheit der Bevölkerung bei vielen gesundheitlichen Themen – nicht nur durch die Veränderung der Arbeitswelt und der demografischen Entwicklungen – eine nicht unbeträchtliche Verlagerung früher genuin körperlicher Probleme in den psychischen Bereich festzustellen haben, wird die Bedeutung der Psychotherapie im Gesundheitssystem eher steigen als abnehmen. Derzeit wird also die alte Angst geringer, dass Psychotherapie als „Psychogedöns" etikettiert wird und wieder aus der

© Der/die Autor(en), exklusiv lizenziert an Springer-Verlag GmbH, DE, ein Teil von Springer Nature 2026
W. Gross, *Wie gründe und führe ich eine Psychotherapeutische Praxis?*, Psychotherapie: Praxis, https://doi.org/10.1007/978-3-662-72286-2_15

Grundversorgung der Bevölkerung rausfliegt. Psychotherapie wird wohl auch zukünftig im Gesundheitssystem eine wichtige Rolle spielen.

Wie die gesundheitspolitische Organisation und die zukünftige Einbindung der Psychotherapie im Gesundheitssystem sein werden, ist dagegen fraglich. Zwar sind in Deutschland tradierte Institutionen – wie die Kassenärztlichen Vereinigungen – meistens ziemlich langlebig, aber wie es mit dem KV-System insgesamt weitergehen wird, ist noch lange nicht endgültig ausgemacht. Das hängt nämlich von grundsätzlichen großpolitischen Entscheidungen ab – und damit dann auch von den Koalitionen einer zukünftigen Bundesregierung (mehr dazu siehe Abschn. 2.3).

Ein Blick in die Glaskugel als Zukunftsvoraussage: Nach meiner Einschätzung wird es auch über 2030 hinaus weiter die Kassenärztlichen Vereinigungen als wichtige Ordnungsinstanzen des gesetzlichen Gesundheitsmarkts geben. Sie werden aber allmählich ihre zentrale Bedeutung verlieren. Gerade im Bereich der Psychotherapie werden immer häufiger einzelne PT-Berufsverbände (an der KV vorbei) mit den Krankenkassen Verträge schließen.

Das heißt, auch in den nächsten Jahren wird die Kassenzulassung im Bereich der Psychotherapie wohl weiterhin eine wichtige Rolle spielen, aber sie wird zukünftig wohl mehr und mehr ihre Monopolstellung verlieren. Wenn sich an den Bedingungen der Kassenzulassung nicht grundsätzlich etwas ändert, wird die Kassenzulassung nicht mehr die einzige (und bevorzugte) Möglichkeit, psychotherapeutisch tätig zu werden, bleiben.

Vor allem, wenn man sein Angebot nicht zu eng auf Psychotherapie einschränkt, sondern auch im nicht- und semiklinischen Bereich arbeiten will, wird es immer mehr Kolleginnen und Kollegen geben, die ohne KV-Zulassung in freien Psychotherapiepraxen erfolgreich tätig sein werden – vor allem, wenn sie neben Psychotherapie auch Supervision, Coaching, Onlineberatung, Mediation, Karriere-, Berufs- und Laufbahnberatung oder Paar-, Ehe- und Familienberatung etc. anbieten.

Bleibt die Frage: Was macht eine PT-Praxis auf dem freien Gesundheitsmarkt (betriebswirtschaftlich) erfolgreich?

1. Der richtige **Standort** und eine gute Einbindung in die psychosozialen **Netzwerke**
2. Genügend gute **Kontakte zu Zuweisern**, die Ihnen die richtigen Patienten schicken
3. Ein passendes **Image**, ein guter Ruf, eventuell „Prominenz"
4. Ein klares **Profil** der Praxis (Spezialisierung auf bestimmte Krankheitsbilder, Methoden oder soziale Gruppen etc.)

Warnung: Nicht jeder, der es versucht, schafft auch eine erfolgreiche Praxisgründung. Deshalb ist es ganz gut, die **Hauptfehler** im Blick zu haben, durch die Selbstständigkeit misslingt (und sie dadurch zu vermeiden). Diese sind:

- **Konzept-** und **Planungsfehler**: die falsche Idee/ schlechte Planung
- **Markt** falsch eingeschätzt
- **Schlechter Start**: Anfangsprobleme nicht bewältigt
- **Verzettelung:** zu breites Angebot
- **Schmalspur:** Angebot zu eng und/oder nicht marktgerecht
- Überbürokratisierung: zu formalistisch
- Abschottung: zu wenig bzw. falsche Beratung
- **Abhängigkeiten:** Banken, Zuweiser, Klienten
- **Geld:** zu wenig Einnahmen, zu hohe Kosten, zu geringes Eigenkapital

- Arbeitsstil: zu geringe/zu hohe Identifikation
- **Alltagsstress:**   fehlende   Struktur + Organisationsprobleme
- Fehlende „**Wiederaufbereitungsanlagen**": kein Stressausgleich neben der Arbeit

Wenn Sie die potenziellen Fehler im Blick haben und erfolgreich umschiffen, kann es gelingen. Ich wünsche viel Spaß und Erfolg!

Literatur

Bell K, Best D, Gerlach H (2019) Managementhandbuch für die Psychotherapeutische Praxis. medhochzwei, Heidelberg

Bender C, Berner B, Best D (2022) Praxishandbuch Psychotherapie-Richtlinie und Psychotherapie-Vereinbarung. medhochzwei, Heidelberg

Gross W (2022) Erfolgreich selbständig – Wie gründe und führe ich eine psychologische Praxis, 3. Aufl. Springer, Berlin, Heidelberg

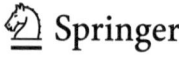

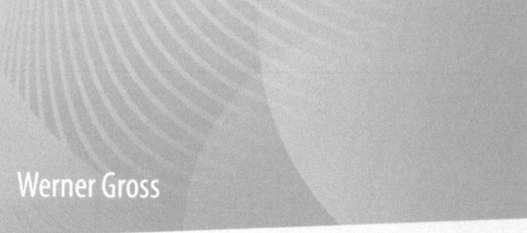

Werner Gross

Erfolgreich selbstständig

Wie gründe und führe ich
eine psychologische Praxis?

3. Auflage

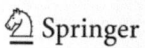

Jetzt bestellen:
link.springer.com/978-3-662-64314-3

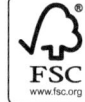